RÉGIME KETO

Facile pour les débutants

Le guide complet au régime Keto, pour réactiver le métabolisme et perdre du poids rapidement sans avoir faim!

Bonus : De nombreuses recettes cétogènes savoureuses

Plan de repas de 21 jours et exercices de fitness

Sara Di Pietro

Droits d'auteur © 2023 Sara Di Pietro

Tous droits réservés. Aucune partie de cette publication ne peut être reproduite, distribuée ou transmise sous quelque forme ou par quelque moyen que ce soit, y compris la photocopie, les enregistrements ou d'autres méthodes électroniques ou mécaniques, sans le consentement écrit préalable de l'éditeur, sauf dans le cas de brèves citations incorporées dans des critiques et d'autres utilisations non commerciales autorisées par la loi sur le droit d'auteur.

TABLE DE CONTENU

Introduction 1
Chapitre 1 Pourquoi choisir le Régime Cétogène? 9
Chapitre 2 Comment fonctionne le processus de cétose 18
Chapitre 3 Comment entrer dans un état de cétose? 29
Chapitre 4 Liste de courses 39
Chapitre 5 Que boire pendant la cétogène 98
Chapitre 6 Plan de repas de 21 jours 107
Chapitre 7 Recettes savoureuses pour le régime cétogène faciles à préparer 111
Chapitre 8 Exercices pour éveiller votre métabolisme et garder la forme 132
Chapitre 9 Foire aux questions sur le régime cétogène 145
Conclusions 151
À propos de l'auteur 155

INTRODUCTION

Je suis passionné par la nutrition et le bien-être, je travaille dans l'industrie de l'alimentation et de la nutrition depuis de nombreuses années et j'ai eu le privilège de rencontrer de nombreuses personnes qui souhaitent améliorer leur mode de vie et atteindre leurs objectifs de santé et de poids.

Depuis le début de ma carrière, j'ai toujours cru en l'importance d'adopter une approche personnalisée de la nutrition, mais j'avoue que j'avais des doutes sur l'efficacité réelle de certains régimes. J'ai vu des gens qui ont été soumis à des régimes stricts, comptant les calories et abandonnant les aliments qu'ils aimaient, seulement pour voir peu ou pas de résultats.

Moi aussi, j'ai essayé différents régimes au fil des ans, dans l'espoir de trouver la bonne solution pour mon corps. Cependant, malgré mes efforts, je n'ai jamais réussi à atteindre le niveau de bien-être que je désirais. J'étais frustrée et découragée, mais je savais que je ne pouvais pas abandonner.

Un jour, alors que je continuais à chercher de nouvelles solutions pour améliorer ma santé, je suis tombée sur le régime cétogène. J'ai immédiatement été intriguée par le concept de réduction des glucides et d'augmentation des graisses pour obtenir de l'énergie. Au début, j'étais sceptique, mais j'ai décidé de donner une chance à cette nouvelle perspective.

Je n'aurais jamais imaginé à quel point le régime cétogène révolutionnerait mon approche de la nutrition et de la santé. Après un certain temps en suivant ce régime, j'ai commencé à voir des résultats étonnants. Mon énergie a augmenté, j'ai perdu du poids sans ressentir cette sensation de faim constante, et j'ai remarqué une nette amélioration de ma peau et de mon humeur.

Le régime cétogène a changé ma vie d'une manière que je n'aurais jamais cru possible. Je suis devenue une ardente défenseure de cette approche nutritionnelle et j'ai voulu partager mon expérience avec le monde.

Ce livre est le résultat de mon parcours avec le régime cétogène et du désir d'aider d'autres personnes à découvrir les avantages de ce régime étonnant. Dans les pages suivantes, je partagerai avec vous toutes les informations, conseils et recettes que j'ai appris pendant mon chemin.

Le régime Keto est polyvalent et facile à suivre, ce qui en fait un excellent choix pour tous ceux qui veulent mettre leur santé et leur poids en premier.

La raison la plus courante de choisir le régime cétogène est peut-être de perdre du poids. En fait, il a été démontré qu'un régime faible en glucides est presque deux fois plus efficace qu'un régime hypocalorique. Cela est dû au processus de cétose : en fait, lorsque votre corps viendra à la cétose, comme nous le verrons en détail plus tard, il commencera à brûler les graisses comme action principale, plutôt que de choisir de brûler le glucose en premier.

L'autre grande raison pour laquelle les gens choisissent le régime cétogène en plus de la perte de poids est parce qu'il vous donne le sentiment de satiété, de sorte qu'il n'y a pas de sensation de faim à traiter, et vous pouvez toujours profiter d'une perte de poids régulière et saine, aussi il est connu pour améliorer l'humeur, et c'est certainement une excellente raison de l'introduire dans notre quotidien.

Une fois que vous avez surmonté les tout premiers obstacles, comme dans le cas de la plupart des choses, vous verrez que ce régime devient très facile à suivre, aussi parce que vous n'avez pas besoin de perdre du temps à cuisiner des aliments spécifiques ou à compter les calories, mais il suffira de choisir de manger les bons aliments, en voulant aussi en quantités abondantes, et précisément parce que les aliments sont l'élément principal. Dans ce livre, j'ai voulu donner beaucoup d'espace au choix de ce qu'il faut manger, afin que vous puissiez atteindre vos objectifs et les résultats souhaités en toute sécurité.

Même pour ceux qui sont diabétiques ou pré-diabétiques, le kéto pourrait être le choix parfait !

Le régime kéto fournit constamment un taux de sucre dans le sang plus bas, ce qui facilite le traitement par le corps de la petite quantité de glucides introduite avec les aliments.

Les régimes riches en glucides provoquent une surproduction d'insuline et peuvent provoquer des fluctuations de la glycémie, qui vous donnent incroyablement une sensation de faim sans jamais être en mesure de répondre à ce besoin.

Le régime cétogène bloque toutes ces réactions et vous permet de profiter d'une vie saine et en forme, sans souffrir de la faim. Évidemment, comme je le recommande toujours dans mes livres, il est important de toujours parler à un médecin, surtout si vous avez des problèmes de santé, avant de vous lancer dans un nouveau régime pour perdre du poids.

Le régime cétogène pour les problèmes de peau

Vous devez savoir que même si vous souffrez de problèmes de peau, le régime cétogène pourrait être la réponse ! De nombreuses personnes qui ont des problèmes récurrents avec leur peau ont constaté que suivre le régime cétogène élimine rapidement et drastiquement presque tous leurs problèmes et éclaircit leur peau en un rien de temps.

Il existe une école de pensée qui suggère que les personnes qui suivent un régime riche en glucides peuvent être allergiques aux aliments qu'elles mangent et, par conséquent, grâce au régime kéto, elles sont exemptes de ces aliments et peuvent donc se sentir beaucoup mieux; je ne peux pas supporter cela avec certitude de ne pas avoir ces problèmes, mais en ce qui concerne mon expérience personnelle, depuis que j'ai commencé avec ce style d'alimentation, j'ai immédiatement remarqué un réel changement dans l'état de ma peau, et un grand bien-être général.

Voici les autres avantages apportés par le régime kéto :

- Vous vous sentirez rassasié plus longtemps. C'est une excellente raison de choisir le kéto, surtout si vous avez faim ou si vous vous retrouvez à grignoter quand vous avez un petit creux !

- Réduit l'enflure. Lorsque vous réduisez la quantité de blé et de gluten, vous constaterez que votre estomac est moins gonflé, ce qui signifie que vous pouvez vous attendre à un ventre plus plat !

- C'est bon pour le cerveau. Il a été constaté que chez de nombreuses personnes atteintes de maladies, telles que la maladie d'Alzheimer ou la maladie de Parkinson, le cerveau est incapable d'utiliser efficacement le glucose, ce qui signifie qu'en utilisant des cétones comme carburant, elles bénéficieront d'une meilleure fonction cérébrale. En effet, en mangeant moins de glucides, le taux de sucre dans le sang est maintenu constant, ce qui aide le corps et tout l'organisme à ne pas s'effondrer, surtout après le repas en début d'après-midi.

- Il améliore l'humeur, tout en vous offrant un meilleur contrôle glycémique. Cela signifie que vous êtes plus susceptible de vous sentir plus heureux et en meilleure santé tout au long de la journée.

Les cétones sont parmi les sous-produits les plus sous-estimés du métabolisme humain : au contraire, comme nous l'avons vu, elles jouent un rôle vital dans la prolongation de la survie des humains en l'absence de nourriture. En outre, les cétones sont apparues comme une approche diététique pratique et efficace pour la perte et le maintien du poids.

Que sont les cétones ?

Les cétones réduisent la dépendance aux protéines musculaires pour la production de glucose dans le corps et fournissent une source d'énergie alternative, en particulier dans le cerveau, où les graisses ne peuvent pas être utilisées directement pour la production d'énergie. La production de cétone est essentielle pour prolonger la survie des humains pendant la famine.

En moyenne, les humains stockent environ 50 000 calories sous forme de matières grasses et seulement 2 000 calories sous forme de glucides. Pendant de longues périodes de famine, les graisses stockées sont mobilisées dans le foie, puis métabolisées en cétones.

Comment augmenter les cétones sans passer en mode famine extrême ?

Il existe plusieurs approches pour atteindre cet objectif et toutes se sont avérées très efficaces ; cependant, la pratique la plus courante est la restriction des glucides dans l'alimentation.

Le concept global se concentre sur la mobilisation des graisses, la production de cétone et le maintien de faibles niveaux circulants de l'hormone insuline. Pour réaliser ça, elle est nécessaire une restriction significative des glucides à pas plus de 5% environ de l'alimentation, limitant également l'apport en protéines à pas plus de 30-35%.

En fin de compte, cela se traduit par un régime riche en graisses et un état métabolique qui permet la production de cétones.

Quels sont les avantages du kéto pour la santé ?

La grande majorité des preuves indiquent que les régimes cétogènes et les niveaux élevés de cétones circulantes sont plus efficaces pour produire une perte de graisse et maintenir la masse maigre que les régimes faibles en gras chez les animaux et les humains.

Les cétones produites par les régimes cétogènes et les suppléments ont également montré un bon potentiel en tant que traitement pour plusieurs maladies chroniques, y compris certaines formes de cancer, les maladies métaboliques et cardiovasculaires, et un certain nombre de troubles neurologiques tels que la maladie d'Alzheimer et la maladie de Parkinson.

L'efficacité d'un régime cétogène peut être différente pour chaque personne, mais la contribution la plus significative peut être une plus grande concentration et une plus grande énergie gagnée, par rapport au nombre d'aliments et de modes de vie malsains qui affligent malheureusement le monde aujourd'hui.

Le régime cétogène, comme nous l'avons vu, est un régime faible en glucides et riche en graisses, et il peut être efficace pour perdre du poids et pour certains problèmes de santé, ce qui a été démontré dans de nombreuses études.

En outre, le régime kéto est particulièrement utile pour perdre l'excès de graisse corporelle sans trop souffrir de la faim, et pour améliorer le diabète de type 2 ou le syndrome métabolique, en réduisant les glucides, pour brûler les graisses comme carburant.

Ainsi, comme résumé ci-dessus, les avantages de décider de commencer un type de régime cétogène sont considérables, et dans ce guide, je vous assure que vous apprendrez tout ce que vous devez savoir sur le régime cétogène, y compris comment commencer, pour obtenir les meilleurs résultats en toute sécurité et efficacement.

CHAPITRE 1
POURQUOI CHOISIR LE RÉGIME CÉTOGÈNE ?

Les régimes amaigrissants de nos jours sont partout, les magazines, les médias sociaux, Instagram et Facebook nous bombardent continuellement de sponsorisés sur ce sujet, et il peut être accablant de comprendre et surtout de savoir lesquels sont bénéfiques pour notre corps et lesquels sont simplement les dernières modes du moment.

Certes, le régime cétogène a capturé l'imagination de nombreuses personnes, mais est-il efficace dans la gestion de la perte de poids ? Est-il adapté pour vous et, surtout, est-il sûr ?

Un régime cétogène est essentiellement un régime très strict riche en graisses, modérément protéiné et pauvre en glucides. Lorsque vous réduisez votre consommation de glucides, votre corps finit par entrer dans un état connu sous le nom de cétose.

Lorsque vous atteignez la cétose, votre corps brûle les graisses au lieu des glucides des aliments et produit des cétones, qui sont des acides que votre corps peut utiliser comme carburant. Il s'agit d'un processus très individualisé, cependant, et certaines personnes auront besoin d'un régime plus restreint que d'autres pour commencer à produire suffisamment de cétones.

Le régime kéto consiste à éliminer les aliments tels que le pain, les pâtes, le riz et le sucre, de sorte que vous prendrez moins de 50g de glucides par jour, disons que le régime kéto standard est généralement composé de 55 à 60% de matières grasses, 30 à 35% de protéines et 5 à 10% de glucides.

Il a également été vérifié que ce style d'alimentation favorise une perte de poids plus durable et moins frustrante, car les graisses et les protéines sont connues pour augmenter les niveaux de satiété, vous faisant ainsi sentir rassasié et satisfait pendant une plus longue période de temps.

Les cétones fournissent également un carburant alternatif pour votre corps et votre fonction cérébrale, de sorte que vous ne ressentez pas l'augmentation de la ghréline, l'hormone de la faim qui signale à votre cerveau d'avoir besoin de manger, de sorte que votre régime sera certainement plus facile à suivre.

Si vous suivez les principes de base de ce régime, vous mangerez principalement des graisses et quelques protéines. Voici quelques aliments à introduire dans votre nouveau régime cétogène et à ajouter à votre liste de courses, aliments que dans les chapitres suivants nous verrons encore mieux spécifiquement :

- **Noix et graines**

Ils sont riches en graisses, faibles en glucides et ont une quantité modérée de protéines. Ils sont également riches en fibres et en magnésium. La consommation régulière de noix est associée à un risque réduit de maladie cardiaque et de certains types de cancer. Vous trouverez ci-dessous le nombre net de glucides (glucides absorbés par le corps) de 1 portion (28 grammes) de certaines noix et graines couramment valorisées :

Amandes : 2 g

Noix du Brésil : 1 g

Noix de cajou : 8 g

Noix de macadamia : 2 g

Noix de pécan : 2 g

Pistaches : 5g

Noix : 2 g

Graines de chia : 1 g

Graines de lin : 0 g

Graines de citrouille : 3 g

Graines de sésame : 3 g

- **Avocat**

Les avocats sont l'un des meilleurs aliments de régime kéto à choisir. Ils sont faibles en glucides mais riches en autres nutriments. La moitié d'un avocat moyen contient 9 grammes de glucides totaux, dont 7 grammes de fibres. Ils sont également riches en potassium qui aide à contrôler la pression artérielle et assure le bon fonctionnement des muscles et des nerfs. Cependant, les personnes ayant des problèmes rénaux et cardiaques existants devraient limiter les aliments riches en potassium.

- **Huile d'olive et de coco**

Les huiles d'olive et de noix de coco sont particulièrement préférées dans le régime kéto pour leurs propriétés uniques.

L'huile de coco contient des triglycérides à chaîne moyenne (MCT) qui sont absorbés directement par le foie et convertis en cétones. L'huile de coco ne contient pas de glucides et est faible en gras.

L'huile d'olive est riche en acide oléique, une graisse mono-insaturée qui aide à réduire le mauvais cholestérol LDL dans le sang, et en vitamine E. Elle est même riche en phénols, un type d'antioxydant qui protège également le cœur en diminuant l'inflammation et en améliorant la fonction artérielle. L'huile d'olive est une source pure de graisse ; elle contient 14 grammes de graisse par cuillère à soupe et pas de glucides.

- **Beurre et crème**

Le beurre et la crème sont presque sans glucides et contiennent de l'acide linoléique conjugué (CLA), qui est l'acide gras qui peut être associé à la perte de graisse. Cependant, selon les recherches, l'effet est minime. Le beurre et la crème provenant de vaches nourries à l'herbe sont particulièrement bénéfiques, car ils sont plus riches en acides gras oméga-3, CLA, bêta-carotène, vitamines A, D, E et K, et butyrate que ceux fabriqués à partir de vaches nourries au grain.

- **Fromage et yogourt**

Les fromages de toutes sortes sont très faibles en glucides et riches en matières grasses. Une portion (28 grammes) de fromage contient environ 5 grammes de matières grasses, 7 grammes de protéines et 20% de l'apport alimentaire recommandé en calcium. Des études ont également montré que la consommation quotidienne de fromage augmente la masse musculaire et la force au fil du temps.

- **Viande et volaille nourries à l'herbe**

La viande et la volaille sont exemptes de glucides et sont une excellente source de protéines de haute qualité. Ils sont également riches en vitamines B et minéraux tels que le sélénium de fer et le zinc. La viande des animaux nourris à l'herbe est préférée à celle des animaux nourris avec des céréales, car elle contient de plus grandes quantités d'acides gras oméga-3, de CLA et d'antioxydants, dans tous les cas, il convient de souligner que, pour une alimentation saine, il faut éviter une consommation excessive de viande, mais elle doit souvent être remplacée par d'autres sources de protéines.

- **Poissons et crustacés**

Les poissons sont exempts de glucides mais riches en vitamines B et en sélénium. Le saumon, les sardines, le maquereau et le thon contiennent également des acides gras oméga-3 qui aident à lutter contre les maladies cardiovasculaires, le syndrome métabolique et le diabète. Les mollusques et crustacés sont également recommandés dans le régime kéto, bien qu'ils ne soient pas entièrement exempts de glucides.

- **Œufs**

Les œufs sont un aliment de base dans le régime kéto car ils sont très faibles en glucides, contiennent des protéines et des graisses, sont rassasiants et très polyvalents. Ils contiennent également des antioxydants tels que la lutéine et la zéaxanthine dans le jaune d'œuf.

- **Légumes non féculents**

Le nombre net de glucides des légumes non féculents varie de seulement 1 à 8 grammes par tasse. Épinards, brocoli, chou-fleur, tomates, asperges et chou. Ces légumes sont également riches en antioxydants, en vitamine C et généralement nutritifs.

- **Mycètes**

Les champignons sont un excellent ajout au régime kéto car ils ont une teneur en glucides presque négligeable, mais ils sont riches en autres nutriments tels que les vitamines B et D, le potassium et le sélénium. Il a également été démontré qu'ils ont de puissantes propriétés anti-inflammatoires.

- **Baies**

Une tasse de fruits tels que les mûres, les bleuets, les framboises et les fraises contient entre 6 et 18 grammes de glucides nets et sont en plus riches en antioxydants essentiels à notre santé.

- **Chocolat noir**

Le chocolat noir peut être un ajout délicieux au régime kéto. Non seulement il a un bon goût, mais il est également riche en antioxydants appelés flavonols, qui peuvent jouer un rôle dans l'abaissement de la pression artérielle et le maintien de la santé des artères. Optez pour du chocolat contenant au moins 70% de cacao solide.

- **Café et thé**

Le café et le thé peuvent être pris sans problème lorsqu'ils ne sont pas sucrés.

- **Stévia**

La stévia est un édulcorant naturel et non nutritif qui peut être utilisé pour sucrer et remplacer le sucre dans les boissons et les desserts. Prenez note des quantités de remplacement appropriées, car la stévia a un goût plus sucré que le sucre ordinaire.

- **Bouillon d'os**

Le bouillon d'os est riche en nutriments tout en étant faible en glucides, ce qui en fait un ajout substantiel à la liste des aliments céto-friendly. Le bouillon d'os peut être préparé en faisant mijoter des os de poisson, de poulet, de bœuf ou de poulet avec des herbes et des épices pendant 12 à 24 heures. Les oignons, les carottes et le céleri peuvent être ajoutés à la saveur. Il est riche en collagène, électrolytes et acides aminés et peut être consommé seul ou utilisé comme ingrédient dans les soupes, les ragoûts et les sauces.

RÉSUMONS DONC LES AVANTAGES DU RÉGIME CÉTOGÈNE

-Contrôle de la glycémie

Les glucides sont les principaux contributeurs de la glycémie. La consommation de très faibles quantités de glucides élimine les fortes augmentations du taux de sucre dans le sang. Les régimes cétogènes sont absolument efficaces pour réduire l'HbA1c, qui est la mesure à long terme du contrôle de la glycémie.

-Amélioration des niveaux de pression artérielle

Une réduction de la pression artérielle a été observée chez les personnes en surpoids ou atteintes de diabète de type 2 suivant un régime cétogène.

-Induit la satiété

Les régimes kéto sont efficaces pour réduire l'appétit et les fringales, en fait, le régime kéto induit un sentiment de satiété et réduit la préférence pour les aliments sucrés, également une fois la cétose atteinte, le corps s'habitue à obtenir de l'énergie de la dégradation de la graisse corporelle, brûlant les graisses pour l'énergie.

-Aide à traiter l'épilepsie chez les enfants

Le régime kéto a été utilisé il y a longtemps pour traiter l'épilepsie chez les enfants, car les cétones et l'acide décanoïque, un autre produit chimique produit par ce régime, aident à prévenir les crises.

-Aide à gérer d'autres conditions médicales

Parce que les cétones sont une source saine de carburant pour le cerveau en raison de ses effets neuroprotecteurs, les chercheurs mènent également des recherches en cours pour examiner les avantages possibles du régime kéto pour les affections, telles que les troubles cérébraux comme la maladie d'Alzheimer et la maladie de

Parkinson.

Il est important que vous sachiez qu'il existe certains troubles liés à la mise en état de cétose de votre corps, mais je peux également vous garantir qu'ils sont généralement bénins et n'affectent que les premiers jours.

Les effets secondaires courants comprennent la mauvaise haleine, la constipation, l'indigestion et l'hypoglycémie. Au cours des premiers jours de régime, vous pouvez également ressentir des nausées, de l'insomnie et un sentiment général de malaise.

Il faut également éviter tout au long de la poursuite du régime de finir par consommer trop de protéines et de graisses malsaines, en effet le niveau élevé de graisses insaturées malsaines combinées aux limites de fruits, légumes et céréales riches en nutriments à long terme pourrait être nocif pour la santé cardiaque et rénale, donc mon conseil est de toujours parler à votre médecin ou à un nutritionniste avant d'entreprendre des changements extrêmes dans l'apport de nourriture et de mode de vie, surtout si vous avez un petit problème de santé.

CHAPITRE 2
COMMENT FONCTIONNE LE PROCESSUS DE CETOSE

La cétose est un processus que le corps traverse quotidiennement, quel que soit le nombre de glucides introduits. C'est parce que ce processus nous fournit de l'énergie à partir de cétones chaque fois que le sucre n'est pas facilement disponible.

En fait, vous avez peut-être déjà connu un niveau très léger de cétose si vous avez déjà sauté un repas ou deux, ou si vous n'avez pas mangé beaucoup de glucides pendant la journée ou fait de l'exercice pendant plus d'une heure. Faire l'une de ces trois choses dans votre corps commencera le processus de cétose.

Chaque fois que le besoin d'énergie augmente et que les glucides ne sont pas disponibles pour répondre à cette demande, le corps commence à augmenter ses niveaux de cétone. Si les glucides sont limités pendant une période plus importante (c'est-à-dire plus de trois jours), le corps augmentera encore les niveaux de cétone. Ces niveaux plus profonds de cétose confèrent de nombreux effets positifs dans tout le corps, des effets qui sont ressentis de la manière la plus sûre et la plus saine possible en suivant le régime cétogène.

Cependant, la plupart des gens sont rarement en cétose et ne ressentent jamais ses avantages parce que le corps préfère utiliser le sucre comme principale source de carburant, surtout lorsque l'alimentation fournit beaucoup de glucides et peu de protéines.

Que se passe-t-il lorsque nous ne sommes pas en cétose

Votre corps s'adapte à ce qui y est mis, transformant différents types de nutriments en énergie dont il a besoin. Les protéines, les graisses et les glucides peuvent tous être convertis en carburant en utilisant divers processus métaboliques.

Lorsque vous mangez des aliments riches en glucides ou en quantités excessives de protéines, votre corps les décompose en un sucre simple appelé glucose. Cela se produit parce que le glucose fournit aux cellules la source la plus rapide d'ATP, qui est la molécule d'énergie primaire nécessaire pour alimenter presque tout ce qui se passe dans le corps.

En d'autres termes, plus d'ATP signifie plus d'énergie cellulaire, et plus de calories conduisent à plus d'ATP. En fait, chaque calorie absorbée par les glucides, les graisses et les protéines peut être utilisée pour augmenter les niveaux d'ATP d'une manière ou d'une autre.

Notre corps consomme la plupart de ces nutriments juste pour se maintenir « en vie » tous les jours. Si vous mangez plus qu'assez de nourriture, cependant, il y aura un excès de glucose dont votre corps n'a pas besoin.

Puisque nous avons une quantité apparemment infinie de nourriture disponible, notre corps devrait simplement l'expulser, mais au lieu d'expulser les calories excédentaires dont le corps n'a pas besoin maintenant, il les stocke afin que les cellules aient de l'énergie en cas de besoin.

Le corps épargne pour l'avenir de deux façons :

- Glycogenèse. Au cours de ce processus, l'excès de glucose est converti en glycogène (la forme de sucre stockée dans le corps) et stocké dans le foie et les muscles. Les chercheurs estiment que le corps stocke environ 2000 calories sous forme de glycogène musculaire et hépatique. Selon la personne, cela signifie que les niveaux de glycogène seront épuisés dans les 6 à 24 heures lorsqu'aucune autre calorie n'est consommée. Heureusement, nous avons une méthode alternative de stockage d'énergie qui peut nous aider à nous soutenir lorsque les niveaux de glycogène sont faibles, c'est à dire la lipogenèse.

- Lipogenèse. S'il y a déjà suffisamment de glycogène dans les muscles et le foie, tout excès de glucose sera converti en graisse et stocké par un processus appelé lipogenèse. Contrairement à nos réserves de glycogène limitées, nos réserves de graisse sont pratiquement illimitées. Ils nous donnent la capacité de subvenir à nos besoins pendant des semaines sans nourriture adéquate.

Lorsque les glucides ou les calories provenant des aliments sont limités, la glycogenèse et la lipogenèse ne sont plus actives. Au lieu de cela, la glycogénolyse et la lipolyse prennent leur place, libérant l'énergie des réserves de glycogène et de graisse.

Cependant, quelque chose d'inattendu se produit lorsque votre corps n'a plus de glucose ou de glycogène parce que la graisse est utilisée comme carburant, et une source alternative de carburant de cétones est également produite. En conséquence, la cétose se produit.

Pourquoi la cétose se produit-elle

Lorsque votre corps n'a pas accès à la nourriture, comme quand vous dormez, jeûnez ou suivez le régime cétogène, il convertit une partie de ses graisses stockées en molécules d'énergie hautement efficaces appelées cétones. Ces cétones sont synthétisées après que le corps décompose les graisses en acides gras et en glycérol.

Mais pourquoi cela se produit-il ? Pourquoi ne pas continuer à utiliser de la graisse comme carburant ?

Les acides gras et le glycérol ne sont pas du tout utilisés comme énergie par les cellules du cerveau. C'est parce qu'ils sont convertis en énergie trop lentement pour soutenir le fonctionnement du cerveau.

C'est pourquoi le sucre a tendance à être la principale source de carburant pour le cerveau. Étonnamment, cela nous aide également à comprendre pourquoi nous produisons des cétones.

Comment se forment les cétones : le processus

Nous avons déjà vu que le corps décompose les graisses en acides gras et en glycérol, qui peuvent être utilisés directement comme carburant dans les cellules, mais pas par le cerveau. Pour répondre aux besoins de votre cerveau, les acides gras et le glycérol pénètrent dans votre foie où ils sont convertis en sucre et en cétones.

Plus précisément, le glycérol subit un processus appelé gluconéogenèse, qui le convertit en sucre, tandis que les acides gras sont convertis en corps cétoniques au cours d'un processus appelé cétogenèse.

À la suite de la cétogenèse, un corps cétonique appelé acétoacétate est produit.

L'acétoacétate est ensuite converti en deux autres types de corps cétoniques :

- Bêta-hydroxybutyrate (BHB) – après avoir été adapté au kéto pendant quelques semaines, vous commencerez à convertir l'acétoacétate en BHB, car il s'agit d'une source de carburant beaucoup plus efficace (il subit une réaction chimique supplémentaire qui fournit plus d'énergie pour les cellules que l'acétoacétate). En général, des études montrent que le corps et le cerveau préfèrent utiliser le BHB et l'acétoacétate pour l'énergie parce que les cellules peuvent l'utiliser 70% plus efficacement que le glucose.

- Acétone - Parfois, il peut être métabolisé en glucose, mais il est principalement excrété sous forme de déchets. Cela donne l'haleine désagréable souvent typique de ceux qui pratiquent le régime kéto.

Votre corps excrètera moins d'excès de corps cétoniques (acétone), et si vous utilisez des bâtonnets kéto pour surveiller vos niveaux de cétose, vous pouvez penser qu'il ralentit.

Ce n'est pas le cas, car votre cerveau brûle du BHB comme carburant et votre corps essaie de fournir à votre cerveau autant d'énergie efficace que possible. C'est généralement pourquoi les consommateurs de longue date d'un régime faible en glucides ne montreront pas de niveaux profonds de cétose dans leurs tests d'urine.

En fait, ceux qui suivent un régime cétogène pendant une longue période tireront jusqu'à 50% de leurs besoins énergétiques de base et 70% des besoins énergétiques de leur cerveau des cétones, alors ne vous laissez pas tromper par les tests d'urine car ils sont souvent inutiles et erronés.

La cétose ne peut pas alimenter le corps seul : l'importance de la gluconéogenèse

Peu importe à quel point vous devenez céto-adapté, beaucoup de vos cellules auront toujours besoin de glucose pour survivre. Pour répondre aux besoins énergétiques du cerveau et du corps qui ne peuvent pas être satisfaits par les cétones, le foie utilise un processus appelé gluconéogenèse.

Vous vous rappelez comment nous avons dit auparavant que le glycérol (un composant de la graisse) est converti en glucose via la gluconéogenèse ? Eh bien, les acides aminés protéiques et le lactate musculaire peuvent également être convertis en sucre.

En convertissant les acides aminés, le glycérol et le lactate en sucre, le foie répond aux besoins en glucose du corps et du cerveau pendant les périodes de jeûne et de restriction glucidique. C'est pourquoi il n'y a pas d'exigence essentielle pour l'introduction de glucides dans l'alimentation. Votre foie, dans la plupart des cas, s'assurera que vous obtenez suffisamment de glucose dans votre circulation sanguine pour que vos cellules survivent.

Ce qui peut entraver le processus de cétose

Bien que la gluconéogenèse et la cétogenèse fonctionnent ensemble lorsque les glucides sont limités, cela ne signifie pas que les cétones augmenteront régulièrement. Certains facteurs, tels que manger trop de protéines, peuvent entraver la cétose et augmenter le besoin de gluconéogenèse.

Cela est dû au fait que les niveaux d'insuline et la production de cétone sont intimement liés, et les sources de protéines couramment consommées avec le régime kéto augmentent les niveaux d'insuline. Ainsi, la cétogenèse est sous-régulée, ce qui augmente le besoin de gluconéogenèse pour produire plus de sucre.

C'est pourquoi manger trop de protéines peut parfois nuire à votre capacité à entrer en cétose. Cependant, cela ne signifie pas non plus que vous devez limiter votre consommation de protéines, il suffit de s'en tenir à un 30-35% comme déjà indiqué. En limitant trop votre apport en protéines, vos tissus musculaires seront utilisés pour produire le glucose dont votre corps et votre cerveau ont besoin pour le carburant.

Comprendre le fonctionnement des cétones

Pour la plupart, nos connaissances sur la cétose proviennent d'études portant sur des personnes qui pratiquent principalement le jeûne intermittent, et non sur des personnes suivant un régime cétogène. Cependant, nous pouvons faire de nombreuses inférences sur le régime cétogène à partir de ce que les chercheurs ont trouvé, en les comparant à des études sur le jeûne intermittent.

Tout d'abord, regardons les étapes que le corps traverse pendant le jeûne.

On peut dire que la cétose générée en suivant un régime cétogène est généralement beaucoup plus sûre et plus saine que la cétose dans laquelle vous entrez en raison du jeûne. Pendant le jeûne, votre corps n'a pas de sources de nourriture, il commence donc à convertir les protéines de vos muscles en glucose, ce qui provoque une perte musculaire rapide.

Absolument, nous savons que vous perdez du poids avec le jeûne, je l'ai moi-même pratiqué pendant de longues périodes et j'ai également écrit un beau livre détaillé à ce sujet, mais le processus est sûrement moins durable en termes de stress mental et surtout, au début, s'accompagne d'un fort sentiment de faim; votre corps convertira toujours la graisse des cellules graisseuses en énergie pour survivre, mais il sera sûrement plus difficile de continuer dans la vie quotidienne, surtout pour ceux qui sont habitués à grignoter continuellement je ne recommande certainement pas le jeûne intermittent, alors qu'il sera certainement beaucoup plus approprié de choisir un régime kéto.

Le régime cétogène, d'autre part, nous permet de perdre du poids de manière plus sûre et plus facile. En fait, limiter les glucides tout en maintenant un apport calorique adéquat, à partir de graisses et de protéines, permet au processus cétogène de préserver le tissu musculaire en utilisant la cétose et les corps cétoniques que nous créons comme carburant (sans avoir besoin d'utiliser la précieuse masse musculaire), aussi de nombreuses études ont montré que les cétones ont également une myriade d'effets bénéfiques dans tout le corps, En voici quelques-unes.

1. Les cétones stimulent la production mitochondriale

De nouvelles mitochondries se forment dans les cellules qui brûlent les cétones comme carburant. Cela se produit principalement dans les cellules cérébrales des personnes suivant un régime cétogène.

Pourquoi est-ce important ? Parce que les mitochondries supplémentaires aident à améliorer la production d'énergie et la santé cellulaire.

2. La cétose protège et régénère le système nerveux

Les cétones aident à préserver la fonction des cellules nerveuses vieillissantes et aident à la régénération des cellules endommagées et défectueuses du système nerveux. Par exemple, les cétones aident à améliorer considérablement les lésions cérébrales aiguës.

3. Les cétones agissent comme un antioxydant

Nous avons déjà constaté que les cétones sont une source de

carburant plus efficace que le sucre. L'une des raisons en est que les cétones produisent moins d'espèces réactives de l'oxygène et de radicaux libres que le sucre lorsqu'elles sont utilisées. En brûlant des cétones comme carburant, le corps est capable de se protéger contre les dommages et les maladies que les espèces réactives de l'oxygène et les radicaux libres peuvent causer.

4. Les cétones aident à prévenir la croissance de certaines tumeurs

La recherche montre que les cétones peuvent aider à combattre divers types de cancer. C'est parce que la plupart des cellules cancéreuses ne peuvent pas utiliser les cétones comme carburant. Sans carburant, les cellules cancéreuses n'ont pas d'énergie pour la croissance, et le système immunitaire peut enfin les éliminer du corps.

5. Les cétones améliorent grandement la fonction cérébrale

Il existe de nombreuses études de recherche sur la façon dont la combustion de cétones comme carburant peut aider les personnes atteintes d'autisme, d'épilepsie, de maladie d'Alzheimer et de maladie de Parkinson. Dans de nombreux cas, les cétones sont plus efficaces que les traitements conventionnels.

Ces résultats de recherche prometteurs s'expliquent principalement par deux facteurs :

- Les cellules du cerveau fonctionnent plus efficacement lorsqu'elles utilisent des cétones comme carburant plutôt que du sucre.

- Les cétones peuvent avoir un effet inhibiteur sur les cellules nerveuses.

Que se passe-t-il lorsque vous rendez un système nerveux hyperexcitable plus efficace et moins actif? Moins de comportement autistique, moins de crises et une meilleure fonction cérébrale. Maintenant, vous pourriez penser que la cétose est un état optimal à atteindre, mais y a-t-il un inconvénient? Mis à part la légère déshydratation qui peut survenir dans les premiers jours de restriction glucidique appelée « grippe kéto », il n'y a pas d'inconvénients majeurs à pratiquer le régime cétogène autres que ceux déjà énumérés, en particulier l'importance de limiter l'utilisation excessive de graisses et de protéines au fil du temps, car une consommation excessive pourrait endommager d'autres organes pendant longtemps.

CHAPITRE 3
COMMENT ENTRER DANS UN ETAT DE CETOSE?

Tandis que décomposer les glucides tous les jours est un moyen définitif d'entrer dans un état de cétose, il existe d'autres moyens d'atteindre cet état métabolique. Fait intéressant, la cétose produit plus d'ATP (adénosine triphosphate, la molécule contenant de l'énergie) que lors de l'utilisation du glucose. Grâce à cela, vous êtes en mesure d'effectuer toutes sortes d'activités même pendant un déficit calorique, en fait, beaucoup de gens choisissent de commencer le régime cétogène pour plusieurs raisons en plus de la perte de poids, comme pour obtenir une plus grande clarté mentale, une glycémie plus stable, une meilleure endurance et un risque plus faible de maladie.

Comme vous l'apprendrez, l'élimination des glucides n'est qu'une des nombreuses façons d'accélérer le processus de cétose, mais certainement aussi l'introduction de plus de graisse dans l'alimentation et l'exercice aident à l'activer. Voici quelques choses importantes à faire pour atteindre cet état :

1. Surveillez vos macros

Le terme « macro » est l'abréviation de macronutriments, qui sont des catégories de nutriments qui vous fournissent de l'énergie. Ce sont les glucides, les protéines et les graisses. Quand il s'agit d'atteindre la cétose, le rapport macro typique à suivre est de 5-10% de glucides, 55% à 60% de matières grasses et 30% à 35% de protéines.

2. Rédusez l'apport en glucides

Gardez à l'esprit que la cétose se produit lorsque vous n'avez pas pris suffisamment de glucides pour produire du glucose. Lorsque le glucose est faible, votre corps commence à brûler les graisses stockées pour créer des cétones, qui servent maintenant de principale source de carburant.

Rappelez-vous également que si le degré de restriction glucidique dépend de chaque individu – ceux qui sont très actifs physiquement peuvent consommer plus de glucides et être encore en cétose, tandis que ceux qui, par exemple, pratiquent une vie sédentaire, restant plusieurs heures par jour encore, avec peu d'activité physique, bénéficieront avant tout de l'introduction de moins de glucides – la limite générale d'apport en glucides pour la cétose est de 30 à 50 grammes par jour.

Le moyen le plus simple de rester sous 50 grammes de glucides est de faire le plein d'aliments protéinés, tels que les œufs, le bœuf, le porc, le poulet, le poisson, les fruits de mer.

Pour les légumes, concentrez-vous sur les options non féculentes comme la salade, le chou-fleur, les brocolis, les concombres, les asperges et les haricots verts. Pour les fruits, les aliments les plus appropriés comprennent l'avocat, les baies, la pulpe de noix de coco, la pastèque et le melon.

3. Augmentez la consommation de graisses saines

Les graisses alimentaires sont un élément important du régime kéto, ce qui vous met en cétose. En plus de décomposer les graisses stockées pour produire des cétones, votre corps utilise également les graisses de votre alimentation pour les créer. En l'absence ou le manque de glucides, plus de graisse est nécessaire pour produire de l'énergie. La graisse est dense en calories, fournissant 9 calories par gramme. Elle est également lente à digérer et n'affecte pas la glycémie et les niveaux d'insuline, contrairement aux glucides. Voici d'autres raisons importantes de ne pas craindre la graisse :

- La présence de matières grasses dans un repas favorise l'absorption des vitamines

- La graisse produit des hormones stéroïdes, telles que l'œstrogène, la progestérone et la testostérone

- Les bonnes graisses, telles que les oméga-3, améliorent la fonction cérébrale

En ce qui concerne les sources de matières grasses, il est préférable de ne choisir que des graisses saines, telles que celles que l'on trouve dans les aliments entiers non transformés. Les exemples sont les œufs, les coupes de viande grasses (par exemple, les cuisses de poulet et la poitrine de porc), le saumon, les avocats, les noix et les graines.

4. Augmentez votre activité physique

L'exercice peut accélérer la transition vers la cétose, en

particulier avec des exercices qui épuisent rapidement les réserves de glycogène. Des exemples de ces activités comprennent l'entraînement par intervalles suivi d'une période de récupération ou HIIT, c'est-à-dire des séances d'entraînement cardio de haute intensité (burpees, corde à sauter, alpinisme), ou de longues courses de 60 minutes et d'autres exercices de résistance prolongés.

Ce qui serait encore mieux, c'est de garder votre apport en glucides bas avant une séance d'entraînement HIIT ou une longue course. Limiter votre énergie à partir de glucides améliorera la capacité de votre corps à brûler les graisses. Pensez aux glucides comme un obstacle qui bloque la cétose.

Pour les personnes qui pratiquent déjà le jeûne intermittent et qui veulent être physiquement actives, l'exercice au début d'un jeûne réduit également le temps nécessaire pour entrer en cétose. Pour faciliter les débutants, nous recommandons de s'en tenir aux exercices de faible intensité, ceux effectués à un rythme confortable, comme la marche, la natation, le vélo et le yoga. Cela aidera au processus d'intégration du régime alimentaire dans la vie quotidienne.

5. Incorporer le jeûne intermittent

On sait que le jeûne intermittent, qui est un mode d'alimentation dans lequel on passe de manger à ne pas manger, induit une cétose. Des études montrent que les régimes IF, tels que le jeûne d'un jour sur deux (ADF), provoquent l'épuisement du glycogène stocké et une augmentation de la production de cétones.

Vous pouvez commencer par un jeûne de 12 heures – la durée de jeûne la plus courte possible – et le combiner avec de l'exercice pour de meilleurs résultats, en vous assurant de rompre votre jeûne avec des aliments cétogènes à faible teneur en glucides, tels que le bouillon d'os, les légumes-feuilles, les œufs et la viande. L'introduction d'aliments kéto est cruciale pour empêcher votre corps de commencer à convertir les protéines de vos muscles en glucose.

Alternativement, essayez un jeûne rapide de graisse, en fait, cela peut être un outil utile si vous n'êtes pas encore prêt à abandonner la nourriture pendant de nombreuses heures, mais que vous voulez toujours récolter les avantages stimulant la cétone d'un jeûne régulier. Fondamentalement, tout ce que vous avez à faire est d'obtenir des calories à partir d'aliments riches en matières grasses. Vous pouvez manger des œufs (y compris des jaunes d'œufs), du saumon et de l'avocat et être facilité pour atteindre l'état de cétose sans souffrir trop de faim.

6. Maintenez un apport adéquat en protéines

Réduire les glucides et augmenter les graisses ne sont pas les seules méthodes pour maintenir ou entrer en cétose. Les protéines doivent être adéquates, environ 30% à 35% des calories totales. L'optimisation de l'apport en protéines aide à stabiliser la glycémie, ce qui réduit la faim et d'autres avantages tels que la préservation et la récupération musculaires.

Gardez à l'esprit que l'apport en protéines concernant le régime kéto est très subjectif, ceux qui ont besoin d'un apport plus élevé en protéines tout en maintenant la cétose sont les personnes âgées, les culturistes ou toute personne cherchant à augmenter la masse musculaire, et même les personnes qui se remettent d'une blessure.

7. Inclure l'huile MCT dans votre alimentation

La prise d'huile MCT, qui signifie triglycérides à chaîne moyenne, peut augmenter la production de cétones.

Un article paru dans Frontiers in Nutrition a noté que les MCT fournissent un raccourci vers la cétose. De plus, l'huile MCT C8 (ou acide caprylique) a un effet cétogène plus élevé. En plus de soutenir la cétose, l'huile MCT aide à la santé intestinale. Si c'est la première fois que vous prenez de l'huile MCT, vous voudrez commencer lentement pour réduire le risque de gonflement et d'inconfort. Commencez avec une seule cuillère à café pendant quelques jours, jusqu'à ce que vous arriviez à une cuillère à soupe par jour.

8. Testez et surveillez les niveaux de cétone

Le test cétonique, à mon avis pas nécessaire, est une méthode utile pour savoir si vous avez atteint la cétose ou si vous êtes toujours en cétose. Bien que prêter attention aux signes et symptômes de la cétose puisse vous donner une idée si vous êtes resté dans cet état métabolique, le test cétonique offre des données objectives et ne servira que les plus scrupuleux.

Test d'urine : mesure l'acétoacétate de cétone, qui est excrété par l'urine. Dans ce cas, des bandelettes de cétone urinaire sont utilisées.

Lorsqu'elles sont immergées dans l'urine, elles changent de couleur, ce qui est lié à des niveaux de cétone spécifiques. Plus la couleur est foncée, plus la cétose d'une personne est profonde.

Test sanguin : mesure le bêta-hydroxybutyrate de cétone, qui est la cétone la plus abondante. Notez que les tests sanguins sont de loin le moyen le plus précis de vérifier la cétose. Il s'agit de piquer votre doigt et de prélever un petit échantillon de sang, qui sera analysé par un petit compteur de cétone. La plage optimale pour la cétose nutritionnelle est de 0,5 à 3,0 mmol / L.

Test respiratoire : mesure l'acétone cétonique, qui est expirée par les poumons. Utilisez un compteur d'acétone portatif. La cétose peut produire des concentrations d'acétone dans l'haleine de 2 à 40 ppm.

Habituellement, vous entrez en cétose en 3-4 jours. Bien sûr, des facteurs tels que le niveau d'activité, le sommeil et le stress d'une personne peuvent influencer ce processus.

Vous saurez que vous êtes entré en cétose à cause des symptômes, je ne vous rappelle que le premier et non averti par tout le monde de la grippe kéto, tels que nausées, fatigue et maux de tête.

Combien de temps puis-je rester en cétose ?

Vous pouvez rester en cétose jusqu'à 6-12 mois.

Cependant, il est également important de noter que de nombreuses personnes qui suivent le régime cétogène entrent et sortent intentionnellement de la cétose chaque semaine, une approche appelée régime kéto cyclique. Les raisons de le suivre comprennent l'augmentation des performances sportives et la restauration des niveaux de leptine (ce qui réduit finalement l'apport alimentaire).

Est-il possible d'entrer en cétose dans les 24 heures ?

Bien qu'il faille généralement des jours pour atteindre la cétose, il est parfois possible de l'obtenir en 24 heures. Vous devrez faire beaucoup d'exercices à jeun et de haute intensité et réduire les glucides à moins de 50 grammes pour atteindre cet état plus tôt.

Les bienfaits du régime cétogène : que disent les études scientifiques ?

Le régime cétogène, comme nous l'avons vu, a gagné de plus en plus en popularité ces dernières années, à tel point qu'il est suivi par de nombreuses personnalités et de nombreux athlètes, ceci non seulement pour la perte de poids, mais aussi pour ses prétendus bienfaits sur la santé et le bien-être général. Dans cette section, nous explorerons certains des principaux avantages du régime cétogène soutenu par des études scientifiques.

1. Perte de poids et gestion de l'appétit

L'une des principales raisons pour lesquelles de nombreuses personnes adoptent le régime cétogène est la perte de poids. La restriction glucidique induit l'état de cétose, dans lequel le corps utilise les graisses stockées comme principale source d'énergie. Cela peut entraîner une réduction significative de l'appétit, aidant les gens à consommer moins de calories et à perdre du poids plus efficacement et sans faim. Une méta-analyse publiée en 2013, qui a examiné 13 essais cliniques contrôlés randomisés, a révélé que le régime cétogène est plus efficace que les autres régimes pour favoriser la perte de poids à court terme.

2. Amélioration du taux de sucre dans le sang et de la sensibilité à l'insuline

Le régime cétogène peut être particulièrement bénéfique pour les personnes atteintes de diabète de type 2 ou de résistance à l'insuline. Réduire considérablement l'apport en glucides peut aider à stabiliser le taux de sucre dans le sang et à améliorer la sensibilité à l'insuline. Une étude publiée en 2005 a montré que le régime cétogène entraînait une réduction significative de la glycémie et des indicateurs de résistance à l'insuline chez les participants.

3. Avantages neurologiques

Le régime cétogène a été initialement développé pour le traitement de l'épilepsie réfractaire chez les enfants. Des études ont montré que le régime cétogène peut réduire la fréquence et l'intensité des crises, en particulier dans les formes d'épilepsie les plus difficiles à traiter. En plus de l'épilepsie, il y a de plus en plus de preuves suggérant que le régime cétogène peut avoir un potentiel bénéfique pour d'autres affections neurologiques, telles que la maladie d'Alzheimer et la maladie de Parkinson.

4. Avantages pour la santé cardiaque

Bien que le régime cétogène soit souvent associé à une teneur élevée en matières grasses, certaines études ont suggéré qu'il pourrait avoir des effets positifs sur la santé cardiovasculaire. Une revue systématique de 2020 a révélé que le régime cétogène, s'il est suivi correctement, peut entraîner une réduction significative des taux de triglycérides et une augmentation du cholestérol HDL (« bon cholestérol »), indiquant une amélioration potentielle de la santé cardiaque.

5. Amélioration de la santé mentale et des fonctions cérébrales

Certaines recherches préliminaires suggèrent que le régime cétogène pourrait avoir des effets positifs sur la santé mentale et la fonction cérébrale. Une étude publiée en 2021 a montré que le régime cétogène peut améliorer la mémoire et l'attention chez les jeunes adultes en bonne santé. D'autres études ont également suggéré un avantage potentiel du régime cétogène dans le traitement de certaines affections psychiatriques, telles que la dépression et l'anxiété.

CHAPITRE 4
LISTE DE COURSES

Si vous êtes nuoveau dans le régime cétogène, vous découvrirez bientôt qu'il y a beaucoup d'informations à apprendre, mais tout est très facile ! Certaines des questions les plus populaires qui se posent sont : « Que dois-je mettre sur ma liste de courses kéto? » et « où puis-je trouver une liste d'aliments kéto pour les débutants? »

Dresser une liste d'aliments kéto pour les débutants est similaire à la création de toute autre liste de courses : la principale différence réside dans les aliments que vous ajouterez.

Faites le point sur les choses que vous avez dans le garde-manger de votre cuisine. Vous verrez sûrement que vous avez déjà plusieurs aliments kéto. Vérifiez ce que vous avez stocké dans votre réfrigérateur et vos armoires avant d'aller au supermarché.

Inspirez-vous des recettes kéto que j'ai mises dans le livre pour utiliser les ingrédients que vous avez déjà. Ou utilisez le plan de repas kéto personnalisable pour planifier des idées pour toute la semaine en quelques minutes.

Construisez des repas autour de ce que vous avez à la maison. Si vous avez des protéines, des légumes et des graisses kéto, vous avez déjà les composants de base d'un repas kéto !

Ajoutez tout ce dont vous avez besoin à votre liste de courses et notez ce qui manque dans les recettes que vous voulez faire cette semaine, et vous avez terminé !

La principale chose sur laquelle se concentrer est la faible teneur en glucides nets, mais un apport sain en calories et autres macronutriments (glucides, protéines et graisses) jouera également un rôle important.

VIANDE, VOLAILLE ET FRUITS DE MER

La viande est un aliment de base sur une liste de courses kéto: elle ne contient naturellement aucun glucides et aide à répondre délicieusement à vos besoins quotidiens en protéines.

Poulet : la poitrine de poulet est la viande de poulet la plus polyvalente, mais les cuisses de poulet ou les baguettes ont une teneur en matières grasses plus élevée pour le kéto.

Bœuf : toute coupe de bœuf peut être favorable au kéto.

Cependant, les coupes plus grasses (ou le bœuf haché avec un taux de gras plus élevé) vous garderont rassasié plus longtemps. Choisissez du bœuf nourri à l'herbe pour ajouter de la nutrition si possible.

Porc – Bacon : côtelettes de porc, rôtis, filet de porc et plus encore. Le porc est un excellent choix de viande.

Poisson : tout comme le bœuf et le poulet, le poisson kéto a plus de graisse. Les poissons gras comme le saumon (sardines, thon et morue) sont d'excellents choix riches en acides gras oméga-3, mais vous pouvez mettre n'importe quel poisson dans un régime kéto.

Fruits de mer : en plus du poisson, d'autres fruits de mer sont également kéto, notamment les pétoncles, les homards, les crabes, les crevettes, etc.

A accompagner de laitue, tomates, myrtilles et choux de Bruxelles.

PRODUITS FRAIS

LÉGUMES À FEUILLES

- Laitue
- Chou
- Épinard
- Chou chinois

Une bonne règle de base est que la plupart des légumes qui poussent au-dessus du sol conviennent à un régime cétogène, mais il y a quelques exceptions. Voici les options les plus utilisées :

- Asperge
- Poivrons
- Brocoli
- Chou de bruxelles
- Chou-fleur
- Concombres
- Aubergine

- Ail
- Haricots verts
- Mycètes
- Oignons
- Radis
- Courgette

FRUITS À FAIBLE TENEUR EN SUCRE

- Avocat
- Plus
- Bleuets
- Citrons
- Chaux
- Olives
- Framboises
- Fraises
- Tomates

HERBES FRAÎCHES

Toutes les herbes fraîches sont en jeu et rendent votre nourriture si savoureuse ! En voici quelques-unes à garder dans le garde-manger :

- Basilic
- Ciboulette
- Aneth
- Menthe
- Origan
- Persil
- Romarin
- Sage
- Thym

OEUFS ET PRODUITS LAITIERS

Les œufs sont le moyen idéal pour compléter votre consommation de viande. Le bon type de produits laitiers, y compris le lait et le fromage kéto, ajoutera également de délicieux gras, protéines et saveurs aux repas.

Ceux de poulets élevés au sol sont les meilleurs, mais n'importe quel type fera l'affaire.

Fromage : la plupart des fromages sont kéto, mais la priorité devrait être donnée aux fromages à pâte dure et entiers, car ils contiennent moins de glucides (le fromage à la crème est également faible en glucides).

Lait d'amande : un lait au goût neutre qui fonctionne parfaitement dans les recettes kéto. Vous pouvez obtenir une variété non sucrée et faire votre propre lait d'amande à la maison avec des amandes et de l'eau.

Lait de coco : une autre excellente alternative kéto au lait. Prenez-le dans une boîte ou dans un carton, non sucré.

Crème sure : la crème sure est idéale pour garnir seule ou dans des recettes sucrées ou salées.

Yogourt entier : le yogourt contient des glucides provenant du lactose, mais peut être apprécié avec modération si vous choisissez une variété riche en matières grasses et non sucrée (ou du yogourt grec naturel). Vous pouvez également faire votre propre yougourt kéto à la maison.

GRAISSES ET HUILES

Comme nous l'avons vu, le régime cétogène nécessite plus de consommation de graisses que de nombreux régimes, en fait, les graisses peuvent vous aider à vous sentir rassasié et rendent chaque plat délicieux. C'est pourquoi ce sont un composant essentiel de toute liste d'aliments kéto pour les débutants (et les experts aussi) !

Beurre ou beurre clarifié : idéalement provenant de vaches nourries à l'herbe.

Huile de coco

Huile d'avocat : elle a une saveur neutre et un point de fumée élevé, ce qui la rend idéale pour la friture.

Huile d'olive : délicieuse seule, à frire ou à assaisonner.

Huile MCT : excellente à ajouter au café et aux smoothies.

INGRÉDIENTS DU GARDE-MANGER

Le régime cétogène ne se concentre pas uniquement sur les aliments frais... De nombreux ingrédients que vous trouvez sur les étagères des supermarchés peuvent constituer une liste de courses pour un régime kéto.

Farines kéto : la farine d'amande et la farine de noix de coco sont parmi les meilleures options.

Édulcorants kéto : stevia xylitol ou érythritol.

Le miel traditionnel et le sirop d'érable ne sont pas favorables au kéto, mais vous pouvez utiliser du sirop d'érable kéto et du miel kéto pour les recettes et les assaisonnements, de la même manière que vous utiliseriez des versions régulières.

Herbes séchées et épices : la plupart des garnitures sont kéto, vous pouvez assaisonner avec du sel (de préférence du sel rose Hymalaia), du poivre, de la cannelle, du gingembre moulu, de la poudre d'ail, même de la poudre d'oignon et du paprika sont tous des choix délicieux. Évitez tout ce qui contient du sucre ou de l'amidon dans la liste des ingrédients.

Condiments : utilisez ceux qui sont naturellement faibles en glucides, tels que le vinaigre, la mayonnaise, la moutarde.

Café et thé : à prendre strictement sans sucre. Vous pouvez même commander du kéto chez Starbucks lorsque vous êtes en déplacement. Si vous aimez les boissons sucrées au café kéto, vous pouvez ajouter du sirop de café kéto ou du miel kéto.

Poudres de protéines : utilisez du collagène pour les smoothies qui seront bons pour votre peau, ou complétez le collagène avec des suppléments en choisissant de préférence le collagène *MARINO*, utilisez également des poudres de protéines pour remplacer certains repas, mais ne le faites que rarement, lorsque vous ne pouvez pas vous en passer, et dans la cuisine, utilisez de la gélatine pour épaissir ou faire des desserts kéto spéciaux.

Bouillon, bouillon d'os et soupe : tout type de bouillon est naturellement faible en glucides, mais le bouillon de légumes aura plus de glucides que le poulet ou le bœuf.

Poudre de cacao et pépites de chocolat sans sucre : utilisez de la poudre de cacao non sucrée et du lait en flocons blancs ou noirs sans sucre pour tous vos bonbons kéto.

Extraits : tous sont naturellement kéto (vanille, fruit, menthe, etc.) Par exemple, je les utilise souvent pour donner une saveur fruitée aux desserts, comme la tarte aux pommes kéto.

COLLATIONS

Choisissez d'autres options naturelles sans farine blanche ni sucre dans la mesure du possible. Certains d'entre eux sont disponibles à l'épicerie, tandis que d'autres peuvent être disponibles sur Internet.

Maintenant, vous pouvez trouver de nombreuses options de collation kéto, y compris :

Vous pouvez choisir des barres à faible teneur en glucides avec des ingrédients propres.

Collations à base de viande : bâtonnets de viande ou bâtonnets de porc qui capturent tous la saveur de viande avec un minimum de glucides.

Noix et graines : y compris les amandes, les pacanes, les noix, les noix du Brésil, les autres noix kéto, les graines de tournesol, les graines de citrouille, les graines de sésame, les graines de chanvre, les graines de lin et les graines de chia.

Beurres de noix : si vous l'achetez au magasin, faites attention au sucre contenu dans les ingrédients et dégustez-le sur du pain kéto.

Grains : les grains sont rarement kéto, mais vous pouvez trouver certaines marques en ligne ou dans des magasins spécialisés !

Chocolat : choisissez toujours des variétés sans sucre ou qui utilisent des édulcorants kéto pour les diabétiques.

Vous pouvez également préparer de nombreuses recettes de collations kéto maison, telles que des craquelins kéto, des œufs durs faciles à peler, des croustilles de fromage cuites au four, des croustilles de chou et des barres granola kéto.

Vérifiez les étiquettes et évitez les produits suivants :

Céréales : y compris tout aliment contenant du blé (et de la farine blanche !), du riz, de l'avoine et toutes les autres céréales. Méfiez-vous de la farine et des autres amidons ajoutés à de nombreux aliments secs du garde-manger et même aux conserves, comme les soupes.

Légumes féculents : cela comprend le maïs, les pommes de terre, la plupart des légumes-racines et les légumineuses (la plupart des haricots, à l'exception des haricots verts, sont très bien).

Lait : en raison du lactose (une forme de sucre) qu'il contient, le lait n'est pas kéto. Mais vous pouvez toujours profiter de la crème, du lait d'amande et du lait de coco.

Pain et produits de boulangerie : à éviter car ils contiendront du blé ou du sucre ou les deux.

Bonbons et confiseries : encore une fois, ceux-ci contiennent du sucre que vous devez éviter. Vous pouvez faire le vôtre en utilisant des substituts de sucre.

Ingrédients transformés : le régime cétogène ne concerne pas seulement les macronutriments, mais dicte également les règles générales d'une bonne nutrition. Essayez de manger des aliments naturels. Méfiez-vous des conservateurs artificiels ou, en règle générale, évitez les ingrédients trop transformés.

Essayez d'éviter les aliments contenant du sucre ajouté : lisez toujours les étiquettes et rappelez-vous que les aliments en conserve sont presque toujours connus pour contenir du sucre ajouté, alors soyez prudent.

Fruits de mer et poissons

Bien qu'il puisse être difficile de s'adapter au régime cétogène et à ses limites au début, vous pouvez toujours profiter d'une variété de repas avec des légumes et des protéines, tels que les fruits de mer, qui s'avèrent être une excellente option, car ils sont riches en oméga 3 et riches en protéines et très peu de glucides, le poisson et les fruits de mer sont parfaits pour ceux qui suivent le régime kéto !

Bien que presque tous les poissons contiennent une certaine quantité de composés toxiques provenant de la pollution, voyons certains avec un niveau de toxicité inférieur.

Explorons certains des meilleurs poissons pour le kéto.

En ce qui concerne le poisson kéto, les glucides ne sont pas un problème, en fait, la plupart des poissons sont maigres et riches en protéines. Il est donc essentiel de trouver le poisson le plus gras.

Il est nécessaire d'identifier les poissons kéto qui se rapprochent le plus de ces gammes de macronutriments kéto de base :

70-80% des calories provenant des matières grasses

25-30% des calories provenant des protéines

0-10% des calories provenant des glucides

Et voici quelques-unes d'entre elles, plus 5 des six premières options peuvent être trouvées en conserve.

Maquereau de l'Atlantique

Le maquereau est l'un des poissons les plus gras au monde et une portion moyenne offre 2990 mg d'oméga-3.

Un autre avantage du maquereau est qu'il est l'un des poissons kéto les plus abordables.

Omble chevalier d'élevage

En tant que poisson gras respectueux du kéto, l'omble chevalier est souvent considéré comme une alternative moins coûteuse au saumon et un choix plus durable que les variétés d'élevage.

Anchois

Salés, gras et délicieux, ces petits poissons peuvent ajouter un dynamisme savoureux à de nombreux repas. Ils sont également riches en B3 et en sélénium fournissant des quantités importantes de fer et de cuivre difficiles à obtenir.

Comme les autres poissons gras, les anchois sont d'excellentes sources d'oméga-3. En fait, ils ont plus d'acide eicosapentaénoïque oméga-3 (EPA) qu'une quantité équivalente de saumon.

Sardines

Elles ont également tendance à être riches en acides gras oméga-3 bénéfiques, d'importants complexes vitaminiques du groupe B et du sélénium.

Le maquereau, les sardines et les anchois fournissent également des quantités impressionnantes de vitamine D dans l'alimentation.

Saumon

Une portion de 3,5 onces (100 g) de saumon de l'Atlantique contient 21 grammes de protéines, 4,4 grammes de matières grasses, y compris des oméga-3 sains, et absolument pas de glucides. Le profil en acides gras du saumon varie selon qu'il est capturé dans la nature ou d'élevage (en fait, ce dernier est beaucoup plus gras). Ce poisson est extrêmement polyvalent et peut être grillé ou cuit au four. Le saumon peut être fantaisiste ou aussi simple que vous le souhaitez. Une option facile consiste simplement à badigeonner le filet d'huile d'olive et à ajouter une pincée de sel et de poivre.

Plie

Une autre option est la plie, qui est un poisson plus maigre, surtout par rapport au saumon, avec 12 grammes de protéines et 2 grammes de graisse par portion de 100 grammes. La plie est un poisson léger et friable au goût délicat, presque sucré. C'est une excellente option pour les personnes qui n'aiment pas le goût du poisson fort, mais qui recherchent toujours les avantages pour la santé liés à l'incorporation de fruits de mer dans leur alimentation.

Pétoncles et crevettes

Une autre option légère pour le déjeuner ou le dîner sont les pétoncles. Bien qu'ils ne soient pas aussi gras que les autres fruits de mer, ils contiennent 19 grammes de protéines dans une portion de 100 grammes. Cela en fait un excellent concurrent pour un régime kéto. Semblable aux pétoncles, les crevettes fournissent 13 grammes de protéines, mais aussi peu de graisses saines que vous pouvez trouver dans d'autres options.

Légumes à faible teneur en glucides

Les légumes sont une partie essentielle d'un régime sain à faible teneur en glucides, mais il est important de faire attention à ce que certains légumes soient riches en sucre, nous devons donc les éliminer si nous suivons un régime cétogène. Assurez-vous également d'être prudent lorsque vous mangez des légumes, car leur nombre de glucides s'accumule rapidement.

N.B. : rappelez-vous toujours que dans le régime cétogène, vous devriez viser à limiter les glucides à moins de 40/50 g par jour.

Le meilleur type de légume est à la fois riche en nutriments et faible en glucides. Comme beaucoup d'entre vous peuvent l'imaginer, ces aspects peuvent être trouvés dans les légumes de couleur vert foncé. Tout ce qui ressemble aux épinards ou au chou, principalement de la famille des crucifères, tombera dans cette catégorie et sera le meilleur légume à inclure dans les plats / repas. Ceux-ci comprennent le brocoli, le chou-fleur, les courgettes, la laitue, les concombres, les asperges et plus encore.

Beaucoup de gens choisissent souvent de manger des salades pour introduire leurs nutriments verts tout au long de la journée, en fait, les salades sont super rapides à préparer et vous pouvez y mettre presque n'importe quoi, en les enrichissant avec des aliments kéto tels que les œufs durs, le thon saumon, les oléagineux, etc.

Ou vous pouvez simplement rôtir / faire sauter des légumes dans de l'huile de noix de coco et des épices avant de servir.

En général, plus le légume est brillant et coloré, moins il est faible en glucides. Il y a quelques exceptions telles que les poivrons et les jalapenos, qui peuvent être utilisés pour ajouter de la texture et de la saveur aux repas.

Faites toujours de votre mieux pour éviter les légumes sucrés ou féculents car ils sont riches en glucides. Parmi eux on trouve : pois, maïs, pommes de terre, patates douces, yucca, panais, haricots, quinoa, légumineuses et autres légumes à haute teneur en amidon.

En règle générale, plus le légume est doux, plus il contient de sucre. Vous devez faire très attention à la quantité que vous consommez à partir d'aliments tels que les carottes, les oignons et la citrouille. Bien sûr, vous pouvez les manger avec modération, mais vous devez contrôler leur consommation.

Je connais la manie répandue d'utiliser uniquement des aliments biologiques. Bien qu'il ait été démontré qu'ils sont plus sains pour le corps (moins de résidus de pesticides et de toxines), ils contiennent à peu près les mêmes nutriments que leur homologue non biologique, donc lorsque vous ne trouvez pas de légumes biologiques ou si c'est trop cher, n'ayez pas peur de faire le plein de légumes non biologiques – les légumes surgelés et frais sont excellents à manger !

Comme vous le savez, les légumes surgelés sont généralement moins chers que les légumes frais. Si vous achetez des légumes en vrac mais que vous les jetez souvent comme cela m'arrive parfois, parce que je n'ai pas le temps de les cuisiner, pensez aussi à acheter des produits surgelés. Parfois, les légumes surgelés sont plus nutritifs que leurs homologues frais : les fermes congèlent généralement les légumes à maturité maximale, assurant ainsi la densité nutritive. Vous devrez peut-être éliminer l'excès d'eau, mais si vous le faites, ils sont bons dans le plat final.

Brocoli

Un légume très commun à voir dans une cuisine kéto, et pour cause. Ils sont riches en vitamines C et K et ne contiennent que 4 g de glucides nets par tasse.

Champignons

Les champignons sont un excellent moyen d'ajouter de la saveur à des plats autrement ennuyeux. Seulement 1 g de glucides nets (champignons blancs) par tasse.

Les champignons ont montré des propriétés anti-inflammatoires incroyables et sur une période de 16 semaines ont montrés qu'ils peuvent améliorer l'inflammation chez ceux qui ont le syndrome métabolique.

Courgette

La courgette d'été, plus couramment utilisée sur le kéto, on la voit souvent dans les plats comme substitut des pâtes. Faites attention aux types de citrouille que vous consommez, car la plupart ont un nombre de glucides beaucoup plus élevé.

La courgette contient 3,11 g de glucides pour 100 g.

Épinards

Sans surprise, les épinards sont l'un des légumes-feuilles les plus consommés dans le cadre d'un régime cétogène. La teneur en glucides des épinards est de 3,63 g pour 100 g.

Vous pouvez également préparer des plats d'accompagnement

riches en matières grasses tels que la crème aux épinards pour accompagner n'importe quel repas !

Ils fournissent également des tonnes de vitamines et de minéraux, en particulier environ dix fois la quantité recommandée de vitamine K.

Les légumes fermentés, tels que la choucroute crue et le kimchi, sont parfaits pour améliorer la santé intestinale car ils sont riches en bactéries bénéfiques.

Ajouter des herbes fraîches comme le romarin et le thym à vos plats ajoute beaucoup de saveur et ils sont pleins d'antioxydants et anti-inflammatoires sains.

Notre corps a besoin de glucides, il est donc normal d'entrer et de sortir de la cétose si vous ajoutez des légumes sains et riches en glucides, tels que les carottes et les patates douces.

Il y a tellement de façons différentes d'ajouter des légumes à votre apport alimentaire quotidien qui sont savoureux et nutritifs.

Les options saines comprennent le céleri, les tomates, les épinards et les champignons.

Asperge

Il y a 3,88 g de glucides dans 100 g d'asperges. Une personne peut manger des asperges aussi pour sa teneur élevée en fer, potassium et vitamine C.

Vous pouvez manger des asperges crues ou vous pouvez également les cuire à la vapeur ou les faire sauter pour les inclure dans une large gamme de plats.

Céleri

Le céleri contient 2,97 g de glucides pour 100 g. Il est très faible en calories et contient de nombreux nutriments essentiels, tels que le calcium et le potassium.

Le céleri peut également aider à protéger contre le cancer. Une étude indique que la teneur en apigénine dans le céleri peut contribuer à un processus appelé apoptose. Dans la prévention du cancer, l'apoptose est la mort de cellules endommagées ou potentiellement dangereuses.

Tomates

Différents types de tomates contiennent différentes quantités de glucides.

Une tomate italienne de 60 g contient 2,33 g de glucides, mais en général 100 g de tomates ne contiennent que 3,89 g de glucides.

Concombre

Les concombres sont une excellente source d'hydratation puisqu'ils sont principalement constitués d'eau. Ils contiennent également des nutriments importants. Ils sont faibles en glucides, ne fournissant qu'environ 3,63 grammes de glucides pour 100 grammes de concombres, mais très riches en fibres et contiennent des vitamines telles que la vitamine K, la vitamine C et certaines du groupe B, qui sont importantes pour la santé des os, le système immunitaire et le métabolisme.

Laitue

La laitue est un légume hypocalorique, mais riche en eau et en nutriments essentiels. Les valeurs nutritionnelles peuvent varier légèrement selon le type. La laitue est relativement faible en glucides, fournissant environ 2-2,2 grammes pour 100 grammes de laitue. Il est riche en vitamines telles que la vitamine A (sous forme de bêta-carotène), la vitamine K et la vitamine C. La vitamine A est essentielle pour la vue et la santé de la peau, tandis que la vitamine K est importante pour la coagulation du sang et la santé des os.

LÉGUMES À ÉVITER DANS UN RÉGIME KÉTO

Comme déjà mentionné, les légumes à éviter sont :

(exprimé ici en glucides végétaux pour 100 g)

- maïs sucré 5,31 g
- pommes de terre 20,45 g
- patates douces 16,82 g
- betteraves 9,56 g
- panais 16,47 g
- Pois 14,45 g

Fruit

Les fruits suivants sont généralement considérés comme favorables au kéto.

Citrons

Les citrons ajoutent une saveur d'agrumes à la viande, à la volaille, au poisson et aux boissons. Ils sont également acceptables dans le régime kéto, en effet un citron de taille moyenne contient environ 6 g de glucides et 1,8 g de fibres, ce qui représente environ 4,2 g de glucides nets.

Les citrons sont également riches en vitamine C.

Prune

Une prune entière de 75 g contient 8,5 g de glucides et environ 1 g de fibres, fournissant des glucides nets de 7,5 g.

Elle contient également plusieurs nutriments clés, y compris le phosphore et le potassium.

Kiwi

Une personne suivant un régime kéto ne peut manger du kiwi qu'en de rares occasions. Un kiwi de 75 g contient en effet environ 10,5 g de glucides et 2,25 g de fibres, ce qui porte ses glucides nets à environ 8,25 g.

Parce que le kiwi est plus riche en glucides nets que les autres fruits de cette liste, une personne qui le mange devrait surveiller l'apport en glucides tout au long de la journée pour maintenir la cétose.

Bleuets

Comme les kiwis, les bleuets sont plus élevés que de nombreuses options sur cette liste en ce qui concerne le comptage total des glucides. Dans une portion de 1/2 tasse, une personne consommera environ 10,9 g de glucides et 1,8 g de fibres, absorbant 9,1 g de glucides nets.

D'autres aliments ne sont pas favorables au kéto, bien que sains et nutritifs, vous devez donc les exclure de votre alimentation ou limiter la consommation :

- Cerises : 1/2 tasse 10,4 g
- Pêches : 1 fruit 13 g
- Pommes : 1 pomme moyenne environ 23 g
- Oranges : 1 orange moyenne environ 14 g
- Banane : 1 banane env. 25,5 g

L'avocat

Des études modernes ont montré que l'avocat n'est pas seulement un aliment respectueux du kéto, mais présente également un large éventail d'avantages pour la santé. Le profil nutritionnel de l'avocat est la preuve la plus significative de sa compatibilité kéto. Une portion de 3,5 onces (100 grammes) d'avocat contient :

- 9 grammes de protéines
- 5 grammes de glucides
- 7 grammes de graisse

Le profil nutritionnel de l'avocat montre que plus de 77% de ses calories totales proviennent des matières grasses, ce qui en fait un aliment riche en graisses parfait à manger pendant le régime kéto. En outre, les avocats fournissent un certain nombre d'autres nutriments importants et essentiels, notamment :

- Vitamine k
- Folate
- Vitamine C
- Potassium
- Calcium
- Magnésium
- Vitamines B

Selon des études de recherche, les avocats sont riches en environ 20 vitamines, minéraux essentiels et un large éventail de composés végétaux hautement nutritifs.

Lorsque vous découvrirez les divers avantages pour la santé de manger des avocats dans le cadre du régime kéto, vous serez probablement obsédé par cet aliment délicieux.

Améliore la santé cardiaque

La recherche a montré que les avocats sont riches en acides gras monoinsaturés qui préviennent l'athérosclérose, une maladie cardiovasculaire décrite en bloquant le flux sanguin dans les artères cardiaques. Les avocats sont également riches en acides gras monoinsaturés, en acide oléique et en composés végétaux impliqués dans la réduction de la pression artérielle et du cholestérol pour prévenir toute condition médicale liée au cœur.

Réduit le risque de syndrome métabolique

Le syndrome métabolique fait référence à un groupe de maladies, notamment le diabète, l'obésité et les maladies cardiaques (telles que les accidents vasculaires cérébraux). Selon une étude menée en 2013, les avocats jouent un rôle actif dans la régulation des hormones responsables de la médiation du syndrome métabolique. L'étude a rapporté que les personnes qui consomment régulièrement des avocats ont tendance à être en meilleure santé.

Aide dans le traitement du cancer

Le cancer est une maladie potentiellement mortelle qui a de nombreuses formes agressives. Plusieurs études ont rapporté que les avocats contiennent des produits chimiques végétaux très puissants qui non seulement aident dans le traitement du cancer, mais sont également impliqués dans sa prévention. Cela se produit parce que les avocats ont des fortes propriétés anti-inflammatoires, grâce à une riche concentration de graisses monoinsaturées qu'ils contiennent.

Sert à perdre du poids

Les avocats sont un aliment qui favorise la perte de poids en raison de sa nature riche en matières grasses. Lorsque vous mangez des avocats en quantités optimales, ils vous garderont rassasié pendant de plus longues périodes, produisant la sensation de satiété, grâce à laquelle vous n'aurez pas faim et mangerez moins. Votre corps aura suffisamment de temps pour brûler les graisses déjà déposées et pour produire de l'énergie qui entraînera éventuellement une perte de poids.

La viande

Examinons de plus près quelles viandes favorables au kéto peuvent être dégustées en abondance, lesquelles contiennent des glucides cachés.

Vous pouvez manger n'importe quel type de viande simple et non transformée : les plus populaires sont le poulet, le bœuf, le porc. Les animaux élevés au pâturage sont les meilleurs à goûter, car ils contiennent des graisses de meilleure qualité que les viandes conventionnelles, et les coupes de viande grasses vous garderont plus rassasié. Toute viande sera bien si elle ne contient rien d'ajouté. La viande est riche en protéines et contient naturellement 0 gramme de glucides.

VIANDE ROUGE

Toutes les coupes de steak (riches en matières grasses et maigres) entrent dans cette catégorie, y compris la longe, le steak de flanc, le filet mignon, le New York Strip, etc.

- Bœuf, y compris la poitrine, le fuseau, la bavette, la viande hachée, les côtes levées, la viande ronde, le jarret
- Bouillon de boeuf (y compris le bouillon d'os)
- Bélier

- Veau

VOLAILLES ET VIANDES BLANCHES

- Poulet, y compris les parties telles que les ailes de poulet, les cuisses et les poitrines de poulet
- Bouillon de poulet (y compris bouillon d'os)
- Canard
- Poule
- Oie
- Turquie

COCHON

- Côtes arrière
- Bacon (sans sucre)
- Jambon (simple sans sucre ajouté ni glaçage)
- Hot-dogs (sans sucre)
- Poitrine de porc
- Pieds de cochon
- Couennes de porc
- Saucisses (sans sucre)
- Épaule de porc

- Filet de porc

GIBIER ET VIANDES SPÉCIALES

- Bison
- Faisan
- Sanglier
- Canard sauvage
- Dindon sauvage

CHARCUTERIE

De nombreuses charcuteries contiennent du sucre ajouté, alors lisez attentivement les étiquettes. Les charcuteries des types de viande suivants sont considérées comme favorables au kéto :

- Poulet
- Viande en conserve
- Jambon
- Mortadelle
- Jambon cuit
- Rosbif
- Salami
- Turquie

COLLATIONS DE VIANDE

- Viandes en conserve (sans sucre ajouté ni charges)
- Bâtonnets de viande (sans sucre ajouté ni charges)
- Viande séchée sans sucre

VIANDES À ÉVITER DANS LE CADRE D'UN RÉGIME CÉTOGÈNE

Évitez tout type contenant des sucres ajoutés, de l'amidon ou des charges qui peuvent augmenter votre nombre de glucides et lisez les étiquettes.

VIANDE À ACHETER

Il peut être difficile de trouver des coupes de viande nourries à l'herbe et plus grasses au supermarché du coin, mais vous pouvez facilement les trouver dans les magasins biologiques et en ligne.

Voici les réponses aux questions les plus courantes sur le meilleur choix à faible teneur en glucides.

- Peut-on manger de la viande transformée ?

Certaines personnes mangent de la viande transformée, tandis que d'autres ne le font pas : cela dépend si vous suivez un régime cétogène propre ou sale. Bien que les ingrédients des viandes transformées puissent être suspects, ils peuvent toujours contenir des macronutriments à faible teneur en glucides.

- Combien de viande peut-on manger ?

Il n'y a pas de réponse unique à la quantité de viande que vous devriez manger, mais vous ne devriez certainement pas dépasser dans la consommation de cela, les protéines doivent être intégrées sous différentes formes et pas seulement à partir de la viande.

- Peut-on suivre un régime cétogène sans viande ?

OUI ! Bien que la viande soit une source facile de protéines et de graisses, vous pouvez faire fonctionner le kéto avec des légumes, des œufs laitiers et des graisses végétales ou animales comme le saindoux, l'huile de noix de coco, l'huile d'olive et le beurre clarifié.

-Y a-t-il une limite à l'introduction de viande dans le régime cétogène ?

Absolument oui. La macro-kéto standard limite les protéines, car une consommation excessive peut entraîner une gluconéogenèse, une consommation excessive doit donc être évitée.

FROMAGES

Les mots « santé » et « fromage » peuvent-ils coexister dans la même phrase ? Je sais que vous êtes enclin à penser que non, ce serait trop beau pour être vrai ! Eh bien, dans ce cas, je suis heureux de vous dire : le fromage a de nombreux avantages pour la santé et fournit les nutriments nécessaires à notre corps.

Le premier aspect positif est qu'il aide à construire les muscles. Le fromage contient beaucoup de protéines, qui sont responsables de nombreuses fonctions dans le corps. Les protéines nous permettent non seulement de construire les muscles, mais sont nécessaires à la production d'enzymes, à la structure de nos cellules et bien plus encore.

La teneur en lactose varie considérablement selon les variétés de fromage. Le cheddar, le parmesan et le suisse sont tous plus faibles en lactose. Même la ricotta et la feta sont faibles en lactose ! Donc, si vous êtes intolérant au lactose, ne vous inquiétez pas, vous pouvez profiter d'une quantité satisfaisante de ces types de fromage sans ruiner votre alimentation ou votre digestion.

Fromage de chèvre

0,4 g de glucides nets par portion de 100 g

29,8 g de lipides par portion de 100 g

Le fromage de chèvre est produit à partir de lait de chèvre et est crémeux, avec un goût aigre qui est souvent décrit comme terreux.

Étant l'une des options les plus favorables au kéto et étant également faible en lactose, ce fromage est un ajout approprié à l'alimentation de nombreuses personnes. Vous pouvez déguster du fromage de chèvre dans des entrées, des flans, des omelettes et des salades !

Mozzarella

2,4 g de glucides nets par portion de 100 g

22,1 g de lipides par portion de 100 g

Ce type de fromage est largement utilisé et je l'aime aussi, et peut-être vous serez heureux de savoir que c'est bon pour les régimes kéto. Il est en fait faible en glucides et riche en graisses. Il est peu transformé et exempt d'ingrédients non céto-friendly, y compris les édulcorants, les huiles raffinées et les additifs.

Saupoudrez un peu sur votre pizza kéto pour oublier que vous êtes au régime !

Gorgonzola et autres fromages bleus

2,3 g de glucides nets par portion de 100 g

28,7 g de lipides par portion de 100 g

Le fromage bleu est vraiment unique, car il est produit en utilisant des cultures d'un type particulier de moisissure, pour créer des saveurs profondes et riches et une texture crémeuse et succulente.

Sans ingrédients non kéto et faible en glucides nets, le fromage bleu est idéal pour ceux qui suivent un régime kéto. Ajoutez ce fromage aux salades, mélangez-le dans des sauces ou faites-en une sauce pour accompagner des nouilles kéto ou des steaks.

Cheddar

2,1 g de glucides nets par portion de 100 g

33,8 g de lipides par portion de 100 g

Le cheddar est très populaire et à juste titre ! Vous pouvez tout essayer du cheddar sucré au cheddar mûr, sans hésiter si vous avez dépassé votre limite de glucides.

Utilisez-le dans un sandwich entre des tranches de pain céto-friendly, ou même mettez des cuillères à soupe de cheddar sur une plaque à pâtisserie, mettez-le au four et offrez-vous des croustilles de fromage comme collation sans culpabilité !

Fromage à la crème

Philadelphia originale :

1,79 g de glucides nets par portion de 100 g

35,7 g de lipides par portion de 100 g

Le fromage à la crème est un fromage populaire avec une saveur douce et délicate.

Bien que l'original Philadephia puisse être céto-friendly, différentes marques de fromage à la crème varient en glucides et en graisses nettes, je vous recommande donc de vous y tenir encore mieux si vous choisissez le type spécifique appelé *Protein*, ou vérifiez les informations nutritionnelles d'autres marques avant de les acheter.

Parmesan

3,2 g de glucides nets par portion de 100 g

25 g de matières grasses par portion de 100 g

Le parmesan râpé est votre meilleur ami lorsqu'il s'agit d'ajouter un soupçon de notes salées à votre plat.

Faible en glucides et en matières grasses, le parmesan s'intègre dans le régime kéto. Saupoudrez généreusement de parmesan sur votre pizza kéto, vos pâtes kéto à faible teneur en glucides que vous pouvez facilement trouver en ligne ou d'autres légumes à aromatiser !

Fromages à éviter

Malheureusement, pas tous les fromages sont les bienvenus dans le régime kéto. Il s'agit principalement de fromages qui dépassent notre apport quotidien net en glucides ou qui sont hautement transformés.

- Fromage faible en gras

Le fromage faible en gras n'est pas idéal ! Votre objectif est d'utiliser la graisse comme carburant pour le kéto, donc manger du fromage faible en gras va compromet cet objectif, il est préférable d'opter pour du fromage entier.

- Fromage fondu / Fromage américain et pressable

Le fromage en conserve, les sprays et le fromage américain sont tous interdits aux personnes à la diète. En termes de macronutriments, une tranche de fromage américain peut représenter 10% de votre objectif total de glucides pour la journée. Nous ne pouvons pas oublier la qualité inférieure de ces fromages hautement transformés, avec une teneur élevée en calories, une teneur en sel et des ajouts inutiles de colorants et d'émulsifiants.

Manger beaucoup de fromage fondu a été associé à un risque accru de maladie, y compris les maladies cardiovasculaires.

Quel que soit le régime cétogène, on peut dire que le fromage fondu est quelque chose que vous devriez complètement abandonner lorsque vous suivez un régime.

- Fromage blanc

Il s'agit d'un fromage frais qui est produit en séparant deux protéines du lait, le caillé de caséine et le lactosérum liquide ; mieux vaut toujours opter pour du fromage blanc protéiné, qu'aujourd'hui on touve facilement sur le marché.

- Ricotta

7,3 g de glucides nets par portion de 100 g

10,2 g de lipides par portion de 100 g

En petites quantités, la ricotta entière n'est pas si mauvaise dans le régime kéto. Mais en raison de ses macronutriments, il n'est pas correct de l'utiliser en grande quantité. Vous devrez vraiment faire attention à vos portions lorsque vous optez pour du fromage cottage, en fait, ce fromage n'est pas entièrement un ennemi pour les amateurs de kéto, mais il est assez proche. Bien qu'il soit riche en protéines, il est également très riche en glucides. Cela signifie que vous pouvez utiliser une petite quantité, et pas plus, afin de ne pas risquer de dépasser les limites de kéto.

La ricotta faible en gras ou sans gras contient encore moins de matières grasses et contient probablement plus de glucides que la ricotta au lait entier. En effet, de nombreux fromages à teneur réduite en matières grasses contiennent des épaississants à base de gomme et certains contiennent également des fruits, contribuant tous deux à une teneur plus élevée en glucides. Il est donc préférable de rester à l'écart de la ricotta faible en gras pendant votre régime kéto.

En général, nous pouvons nous demander : alors, y a-t-il un

régime qui approuve le fromage ? Oui, et pour les amateurs de fromage comme moi, c'est un spectacle rare ! Assurez-vous simplement de garder une trace de vos macronutriments et de vous en tenir aux fromages recommandés ci-dessus, sans jamais dépasser leur utilisation, et vous pouvez être assuré que vous êtes absolument dans les directives du régime kéto !

Huile d'olive

La combustion des graisses est essentielle dans chaque repas lors de la pratique d'un régime kéto, pour vous assurer d'atteindre les ratios souhaités. L'huile d'olive devrait être considérée comme saine pour le cœur et aide à promouvoir un meilleur taux de cholestérol. Naturel et riche en graisses monoinsaturées, il est sûr et donc une source idéale de graisses saines pour les régimes cétogènes. Un autre point fort de l'huile d'olive est qu'elle vous permet de cuisiner à haute température, tout en gardant la plupart de ses nutriments intacts. Elle est polyvalente et facile à incorporer dans toutes vos recettes céto-friendly, sans altérer le goût ni submerger le reste des ingrédients. L'huile d'olive peut être un substitut excellent et savoureux au beurre et au saindoux.

Quel que soit le repas kéto que vous voulez, vous pouvez le recréer avec de l'huile d'olive, et cela inclut les desserts à faible teneur en glucides, les gâteaux kéto et le pain sans farine. Vous pouvez également l'ajouter à vos smoothies et augmenter votre consommation de matières grasses sans effort, bien que dans ce dernier cas, il soit préférable d'utiliser de l'huile de noix de coco. Ou faites des sauces comme la mayonnaise à l'huile d'olive, toutes sortes de pesto et de délicieuses vinaigrettes avec de l'huile d'olive extra vierge et un filet de citron. Les pois de senteur grillés trempés dans de l'huile d'olive et assaisonnés d'épices et de sel de mer seront une excellente collation lorsque vous voyagez et que vous avez besoin d'une collation rapide, et vous pouvez toujours verser quelques gouttes d'huile sur votre fromage pour rehausser la saveur. Les soupes et les ragoûts peuvent être enrichis avec un peu d'huile d'olive et vous pouvez faire passer vos frites de viande et de légumes au niveau supérieur afin que vous n'ayez pas du tout l'impression d'être au régime ! Les fanatiques d'huile d'olive extra vierge aiment boire un coup d'huile d'olive dès le matin, ce qui implique bien sûr d'investir dans une bouteille d'huile d'olive extra vierge de haute qualité avec un goût doux, fruité et robuste qui fera de l'expérience un vrai plaisir !

Si vous entrez dans la phase kéto, prenez soin de votre santé et utilisez de l'huile d'olive au lieu de graisses saturées. Les antioxydants contenus dans l'huile d'olive vous aideront à absorber les nutriments contenus dans la petite quantité de légumes que vous pouvez consommer. En tant que graisse liquide, l'huile d'olive est facile à vaporiser sur les repas kéto. L'huile d'olive peut améliorer la saveur de presque tous les repas et peut être consommée par cuillères à soupe seule entre les repas.

Huile de coco

L'une de mes découvertes préférées lorsque je suis entré dans la phase kéto était l'huile de noix de coco !

J'ai découvert l'huile de noix de coco lorsque j'ai entendu parler des cétones et de leurs avantages pour les patients atteints de la maladie d'Alzheimer. J'ai une connaissance chère qui vit avec la maladie d'Alzheimer, donc évidemment cet aspect m'intéressait.

De tout ce que j'ai étudié, je ne pense pas que l'huile de noix de coco soit un remède contre cette horrible maladie, mais plutôt un moyen de mieux vivre avec, en tout cas je pense que c'est très sain, et nous devrions l'incorporer dans notre régime alimentaire kéto, Personnellement, je prends une demi cuillerée chaque matin à jeun, avant le petit déjeuner, et je passe un bon moment.

AVANTAGES:

- Une peau et des cheveux sains
- Soulage le stress
- Augmente le cholestérol HDL (le cholestérol bon)
- Aide à perdre du poids
- Renforce le système immunitaire
- Régule le métabolisme

Vous pouvez aussi faire comme moi et prendre une cuillère à soupe d'huile de noix de coco directement, ou bien vous préparer un bon café keto !

L'huile de coco a également un point de fumée très élevé. Cela signifie que vous pouvez l'utiliser pour la friture sans que ses principes ne se brisent.

Comme je vous l'ai dit plus tôt, l'une de mes façons préférées d'utiliser l'huile de noix de coco dans le régime kéto est de préparer un café keto, je le fais quand j'ai un peu plus de temps pour en profiter calmement. En gros, prenez une tasse de café et mettez-la dans le mélangeur avec 1 cuillère à soupe d'huile de noix de coco et 1 cuillère à soupe de crème et fouettez-la dans le mélangeur, vous verrez que c'est délicieux ! Si vous avez peu de temps et que vous ne voulez pas prendre de l'huile de noix de coco seule, ajoutez simplement une cuillère à soupe à votre café du matin. Quand je le prends, généralement je ne peux pas manger mon premier repas avant 3-4 heures après le réveil. Donc, le café kéto me donne un petit coup de pouce pour passer à travers cette première partie de la journée où je me précipite pour me préparer et me rendre à mon travail de bureau et m'aide à rester énergisé et rassasié plus longtemps.

Quel type d'huile de noix de coco utiliser ?

La considération la plus importanteà faire est l'huile de noix de coco raffinée ou non raffinée.

L'huile de noix de coco raffinée est obtenue à partir de noix de coco séchée. Il n'a pas d'odeur ou de goût de noix de coco et peut être utilisé pour la cuisson à feu vif. Il a une longue durée de vie. Si le raffinage est votre préférence, assurez-vous d'en rechercher un raffiné par extraction à froid.

L'huile de noix de coco non raffinée, également appelée huile de noix de coco vierge, est pressée à partir de pulpe de noix de coco fraîche. Il a l'arôme et le goût de la noix de coco et conserve tous les avantages nutritionnels et MCFA (acides gras à chaîne moyenne) de la noix de coco.

Ma préférence va à l'huile vierge non raffinée pressée à froid. J'adore l'arôme frais et le goût de la noix de coco, donc c'est génial pour certaines de mes recettes préférées qui utilisent de l'huile de noix de coco crue et c'est toujours génial pour cuisiner à des températures plus élevées.

De nombreux magasins le vendent maintenant à des prix extrêmement gonflés. Jetez un oeil aussi sur Amazon, parfois vous pouvez trouver des offres à des prix vraiment abordables.

Oeuf

Dans un régime cétogène, vous pouvez réellement manger autant d'œufs que vous le souhaitez, tant qu'ils répondent à vos besoins globaux en calories et en macronutriments. Les œufs ont un profil macro fantastique presque identique au ratio kéto « idéal ». En fait, les œufs sont un aliment de base d'un régime kéto qui est presque une recommandation de les inclure fréquemment.

Nous pouvons dire que non seulement les œufs sont simplement favorables au kéto, mais ils sont probablement aussi essentiels.

Les œufs sont déjà un excellent aliment complet en soi, quel que soit le type de régime que vous suivez : ils ne sont pas seulement pratiques et largement disponibles, avec des nutriments, polyvalents et délicieux. Un régime kéto typique vous obligera à diviser les calories en 60-75% de matières grasses, 30-35% de protéines et 5-10% de glucides. La plupart des plans d'alimentation kéto se situeront dans cette fourchette. Ainsi, par exemple, un régime de 2000 calories nécessitera environ 135-165 grammes de graisses, 125-175 grammes de protéines et 20-50 grammes de glucides. Les protéines et les glucides contiennent 4 calories par gramme, tandis que les lipides fournissent 9 calories par gramme.

Maintenant, regardons les macronutriments que l'on trouve généralement dans un gros œuf :

- Environ 70 calories
- Près de 5 grammes de graisse
- Moins de 1 gramme de glucides
- Plus de 6 grammes de protéines

Comme nous pouvons le constater, le profil nutritionnel d'un œuf correspond très bien au ratio de macronutriments prescrits par un régime cétogène : une quantité à peu près uniforme de grammes de protéines et de graisses et, surtout, un minimum de glucides. Un œuf ne contient que 0,6 g de glucides provenant du jaune d'œuf et un maigre 0,2 g de blancs d'œufs.

En outre, les œufs fournissent également plusieurs minéraux clés à votre alimentation : calcium, phosphore, zinc, potassium, magnésium et fer. Les œufs sont également pleins de vitamines, y compris les vitamines A, B-12, D, E et K. Cétogène ou non, les œufs sont tout simplement un aliment santé.

En fait, certaines personnes déclarent manger jusqu'à 30 œufs par jour ! Cela représenterait environ 2100 calories avec 150 g de matières grasses, 180 g de protéines et moins de 20 g de glucides. Assez proche des chiffres recommandés ci-dessus, n'est-ce pas ? Mais de manière réaliste, 30 œufs par jour, c'est trop pour la grande majorité des gens. Cela signifierait manger des œufs et seulement des œufs pour toute la journée : possible, mais certainement un défi difficile et pas trop sain. La leçon la plus importante que nous pouvons tirer est que les œufs sont excellents pour un régime cétogène. Cependant, si vous souhaitez inclure plus d'œufs dans votre alimentation quotidienne, un objectif approximatif de deux ou trois œufs par jour (seul ou dans d'autres repas céto-friendly) est un excellent point de départ.

Les gens sont souvent naturellement préoccupés par les 186 grammes de cholestérol présents dans les jaunes d'œufs. Cela représente environ 60% de l'apport quotidien recommandé, basé sur un régime de 2000 calories et pendant de nombreuses années, on nous a dit de maintenir la consommation d'œufs faible pour l'éviter.

Cependant, depuis lors, d'innombrables études ont montré que le type de cholestérol présent dans les œufs ne fait qu'augmenter le HDL (le type de bon cholestérol). Très rarement, ils augmentent le LDL (ou le mauvais type de cholestérol) et, quand ils le font, ils le font très légèrement.

Si vous n'avez pas de conditions médicales spécifiques qui

limitent strictement votre consommation de cholestérol, ne vous inquiétez pas du cholestérol dans les œufs. Semblable au mythe selon lequel la graisse fait toujours mal, c'est quelque chose qui a été bouleversé par les experts émergents en nutrition.

Donc, non, vous n'avez probablement pas besoin d'enlever les jaunes d'œufs pour éviter le cholestérol.

Qu'est-ce qu'un régime kéto rapide à base d'œufs ?

Un jeûne d'œuf kéto est un modèle de jeûne agressif à court terme, dans lequel vous limitez votre alimentation principalement en mangeant des œufs, ainsi que du beurre, du fromage ou d'autres sources de graisses saines.

Il est devenu très populaire dans certaines communautés kéto en ligne, principalement utilisé pour entrer dans la cétose, le résultat souhaité est de perdre du poids le plus rapidement possible et de revenir à la combustion des graisses, mais comme tout autre régime intensif rapide ou restreint, il est assez extrême.

Êtes-vous curieux de savoir à quoi ressemble un jeûne rapide à base d'œufs dans la pratique ? Voici les règles qui le caractérisent :

- Mangez au moins 6 œufs ou repas d'œufs par jour, sinon plus, idéalement des œufs de poules élevées en plein air.
- Ces repas ne doivent pas être espacés de plus de 5 heures.
- Mangez une cuillère à soupe (environ 15 g) de beurre pour chaque œuf que vous mangez (la mayonnaise ou d'autres graisses saines peuvent être un substitut.)

- Vous pouvez également manger jusqu'à 28 g de fromage gras par œuf.
- Mangez un œuf dans les 30 minutes suivant votre réveil.
- Abstenez-vous de manger quoi que ce soit dans les 3 heures avant d'aller au lit.
- Buvez beaucoup d'eau. Visez au moins 8 verres par jour.
- Continuez ce jeûne kéto jusqu'à 3-5 jours.

Cela semble difficile ? Oui, de plus, seuls les condiments tels que la sauce épicée et la moutarde sont autorisés, tandis que les plats d'accompagnement à faible teneur en glucides et les légumes typiquement céto-friendly sont interdits, il ne devrait donc être prolongé que de quelques jours, car ce n'est certainement pas sain et ce n'est pas une stratégie adaptée à tout le monde et n'a été conçue que comme une mesure à court terme.

Chocolat

Découvrir la teneur élevée en glucides d'une barre de chocolat au lait peut être vraiment dommage lorsque vous suivez un régime cétogène.

Le problème avec le chocolat au lait est qu'il est généralement complété par des produits laitiers riches en glucides et des édulcorants sucrés, qui ne sont pas du tout compatibles avec l'alimentation.

« Beaucoup de gens me demandent, est-ce que le chocolat est kéto ? »

Réponse courte : c'est compliqué. Bien que le chocolat au lait chargé de sucre soit un grand NON, si vous lisez les étiquettes et gardez une trace des macronutriments, le chocolat noir peut être favorable àu keto lorsque vous prenez soin de la taille des portions et des ingrédients supplémentaires.

Une barre de chocolat moyenne de 40 g contient 20 g de sucre, ce qui peut être la totalité ou la plupart des glucides « autorisés » tout au long de la journée.

Donc, si vous vous gavez d'une barre de chocolat (ou même d'une portion moyenne), cela peut créer une réponse à l'insuline qui vous sortira de la cétose et fera dérailler vos objectifs de santé et de perte de poids. Cela peut également entraîner une baisse d'énergie plus tard, car votre corps brûle du glucose et en cherchera davantage pour maintenir une énergie élevée.

Un régime kéto réussi comprend des limites strictes sur l'apport en glucides, le maintien de l'équilibre des macronutriments et la garantie de niveaux optimaux de nutriments dans votre corps.

Je sais qu'arrêter de jouer avec vos bonbons et collations préférés n'est pas amusant, alors parfois, quand cela vous manque vraiment, le chocolat noir pourrait vous sauver la vie.

Alors, le chocolat noir est-il kéto ?

La réponse directe serait oui ! Vous pouvez facilement inclure du chocolat noir dans votre plan de repas. Il y a quelques avertissements à garder à l'esprit avant de commencer à vous livrer.

Jetons un coup d'œil à ce qu'est le chocolat noir et à ce qui le rend keto-friendly.

Chocolat noir : comme son nom l'indique, ce chocolat noir est un mélange de cacao, de sucre et de beurre de cacao. Nous connaissons tous le goût amer du chocolat noir. Le principal composant qui contribue à sa saveur et à sa couleur est précisément le cacao.

La composition du chocolat noir variera selon la marque. Une concentration plus élevée de cacao indique généralement une quantité plus faible de sucre (et d'autres additifs tels que les produits laitiers ou les graisses de mauvaise qualité).

Ce qui rend le chocolat noir kéto : la forte concentration de solides de cacao et les niveaux de sucre plus faibles font du chocolat noir une meilleure alternative au chocolat au lait. Le chocolat au lait contient 10 à 40% de solides de cacao. Pour que le chocolat noir soit de bonne qualité, plus de 70% de cacao solide est nécessaire.

Que rechercher lors du choix du chocolat keto-friendly ?

Assurez-vous que le chocolat contient un minimum de 70% de cacao et faites attention à la quantité de sucre ajoutée, préférez donc celui sans sucre ajouté.

Pour le chocolat sans sucre, choisissez des marques qui ajoutent un minimum d'édulcorants et préferez des alternatives naturelles comme la stévia, le fruit du moine et l'érythritol.

Évitez absolument le chocolat blanc.

<u>Beurre</u>

Lorsque vous choisissez du beurre pour un régime cétogène, vous voudrez rechercher du beurre non salé et des animaux nourris à l'herbe. Le beurre nourri à l'herbe contient des nutriments plus bénéfiques tels que des acides gras oméga-3, de la vitamine A et des antioxydants.

Le beurre non salé est important lorsque vous suivez un régime cétogène, car le sel ajouté augmentera l'apport en sodium, ce qui peut entraîner une augmentation de la pression artérielle. Recherchez de préférence un beurre biologique et sans additifs, car cela vous garantira la plus haute qualité. Le ghee est également une excellente option et est produit en éliminant tous les solides du lait et le lactose du beurre, ce qui en fait une excellente option pour ceux qui sont intolérants au lactose.

Dans l'ensemble, le ghee non salé ou le beurre clarifié sont deux excellentes options. Le beurre est une source de graisses saines, essentielles pour un régime kéto. Il est fait avec de la crème et contient une grande quantité de graisses saturées. De plus, le beurre est une excellente source de minéraux essentiels tels que les vitamines A, D et K, ainsi que d'acides aminés qui aident le corps à rester fort et en bonne santé. Ce sont presque tous des graisses saturées.

En général, le beurre est indiqué dans un régime kéto comme un moyen de rester énergique sans consommer trop de glucides.

En général, le beurre et la margarine peuvent être consommés avec modération dans le cadre d'un régime kéto sain. Cependant, le type et la quantité de matières grasses que vous choisissez de consommer peuvent avoir un impact sur votre santé globale. Le beurre est une source relativement bonne de graisses saturées saines, mais il contient également du cholestérol et des acides gras oméga-6 pro-inflammatoires. En outre, il est important de noter que de nombreux beurres achetés en magasin contiennent des additifs malsains qui peuvent finir par ralentir la perte de poids.

La margarine, d'autre part, est souvent composée d'huiles végétales hautement transformées, de sorte que consommer trop de margarine est lié à un risque accru de certaines maladies, telles que les maladies cardiaques et le diabète. Par conséquent, vous devriez éviter de consommer trop de margarine si possible.

En fin de compte, si vous envisagez d'inclure du beurre ou de la margarine dans votre alimentation, recherchez des produits de la plus haute qualité possible, et il est préférable d'éviter la margarine transformée et les gras trans et d'opter plutôt pour des produits à base d'huile d'olive.

Le beurre peut être une excellente source d'acides gras essentiels et de graisses saines dans un régime cétogène, et sans exagérer les quantités, on peut ajouter, une ou deux cuillères à soupe maximum par jour, à des aliments tels que les œufs, les légumes et les protéines pour ajouter de la saveur et satisfaire votre quota quotidien de matières grasses.

Le maïs soufflé au beurre est-il kéto ?

Non, le maïs soufflé au beurre qui se répand récemment, surtout vendu dans de nombreux cinémas, n'est pas considéré comme kéto, en fait le pop-corn est un type de grain entier, trop riche en glucides pour répondre aux exigences d'un régime kéto. L'ajout de beurre au maïs soufflé augmente encore la teneur en glucides. En outre, le beurre est considéré comme une graisse saturée, et l'objectif d'un régime kéto est d'obtenir de la graisse à partir de sources saines telles que les avocats, les œufs, les noix et le poisson contenant des graisses insaturées.

Le beurre d'arachide est-il autorisé ?

Oui, le beurre d'arachide est une excellente source de graisses et de protéines saines, ce qui en fait un excellent choix pour les personnes à la diète kéto. Il peut être ajouté aux smoothies, yogourts, crêpes kéto, pommes et plus encore.

Pour éviter l'excès de calories et de glucides, il est important de vérifier l'étiquette nutritionnelle et de s'assurer qu'il n'y a pas de sucres ajoutés.

Assurez-vous également de mesurer les portions avec la cuillère ou la cuillère à café. Manger trop de beurre d'arachide peut perturber votre équilibre en macronutriments, alors faites attention à la quantité que vous consommez.

Le beurre d'arachide aide-t-il la cétose ?

En général non, le beurre d'arachide n'aide pas la cétose. Bien que cette collation bien-aimée contienne des graisses et des sucres sains, elle contient également un niveau élevé de glucides. Trop de beurre d'arachide peut rendre difficile l'atteinte et le maintien en cétose. Donc, pour garder vos glucides aussi bas que possible, recherchez des variétés naturelles de beurre d'arachide qui sont principalement composées d'arachides et de sel.

Cependant, avec ses niveaux élevés de glucides, vous devriez limiter votre consommation à quelques cuillères à café par jour ou moins.

Fruits des bois et baies

Les fruits de bois sont l'un des fruits les plus aimés, savoureux et sains. Qui ne les aime pas ? J'en suis fou et les avantages de l'introduction des fruits de bois dans l'alimentation ont été prouvés par de nombreuses recherches. Les fruits de bois peuvent être utiles contre de nombreuses maladies et symptômes.

Les fruits de bois, selon la plupart des gens, sont riches en calories et faibles en gras, mais contiennent des quantités variables de glucides et de sucres. Cependant, ils sont riches en vitamines et minéraux importants, ainsi qu'en fibres. Les fibres aident à ralentir l'absorption du sucre dans la circulation sanguine, de sorte que les sautes d'humeur sont moins susceptibles de se produire.

Les baies sont légèrement plus riches en sucre que certains fruits, mais sont encore relativement faibles en glucides par rapport aux autres fruits, de sorte que vous pouvez toujours rester dans les limites de votre dose de fruits autorisée lorsqu'ils sont consommés avec modération. Vous pouvez donc les appeler *Keto Berries*.

Les baies ont un excellent profil nutritionnel et sont riches en minéraux bénéfiques, antioxydants et fibres. Non seulement elles ont un bon goût, mais les baies peuvent également améliorer la glycémie, réduire l'inflammation et protéger contre certaines maladies.

Voici une liste détaillée des baies avec des données utiles pour le kéto :

Fraises

Les fraises sont relativement faibles en glucides et peuvent fournir les vitamines nécessaires, telles que les vitamines C et A. Dans une portion de 2/3 de 100 g, les fraises contiennent 7,6 g de glucides et 1,8 g de fibres, dont 5,8 g de glucides nets.

Mûres

Les mûres fournissent environ 14,4 g de glucides et 7,95 g de fibres dans une portion de 150 g, ce qui comprend environ 6,4 g de glucides nets.

Les mûres contiennent également une variété de vitamines et de minéraux, y compris les vitamines C, K et A.

Framboises

Les framboises contiennent environ 14,7 g de glucides et 8 g de fibres dans une portion de 123 g, soit 6,7 g de glucides nets.

Elles contiennent également de la vitamine C et du manganèse, ainsi que des antioxydants, ce qui en fait un ajout sain à un régime kéto.

Baies de Goji

Les baies de Goji ont un goût sucré et peuvent être consommées crues ou sous forme de jus ou de tisane. Elles peuvent également être prises sous forme d'extraits, de poudres ou de comprimés. Elles contiennent des antioxydants spécifiques appelés polysaccharides de Lycium barbarum, qui sont bénéfiques pour la santé.

Les fruits sont toujours un choix sain. Mais étant riche en calories, c'est pour cette raison qu'ils sont souvent ignoré par certains régimes. Le régime kéto, actuellement le régime amaigrissant le plus populaire de tous les temps, peut inclure des baies, mais soyez prudent. Il faut faire attention à ne pas sortir de la cétose en limitant ses quantités. Tant que vous restez à l'intérieur, l'introduction d'une poignée de baies sera certainement saine.

Noix et graines

Le type de noix et de graines kéto le plus approprié que vous pouvez manger sont évidemment ceux qui contiennent le moins de glucides. Cependant, toutes les noix et les graines ne sont pas égales en ce qui concerne le nombre de glucides.

En général, elles sont riches en graisses saines et constituent une excellente collation ou ingrédient dans les desserts kéto : il existe de nombreuses recettes qui les incluent.

1. PILI de noix

Bien que vous n'en ayez peut-être pas entendu parler, et pas facile à trouver, les noix de pili sont en fait l'une des noix les plus pauvres en glucides et en nutriments avec seulement 1 gramme de glucides nets par portion.

Elles ont le même goût que les noix de cajou, mais une teneur en glucides beaucoup plus faible faisant de ce superaliment un substitut kéto sans culpabilité et riche en protéines, recherchez-les dans les magasins biologiques ou en ligne.

Mélangez-les dans du beurre de noix, essayez-les rôtis ou incorporez-les dans vos desserts kéto préférés !

2. PECAN

Les noix de pécan sont également incroyablement faibles en glucides avec seulement 1,3 glucides nets et constituent un excellent ajout à tout régime kéto.

Les noix de pécan ont également la plus grande quantité d'antioxydants par rapport aux autres noix.

3. NOIX DE MACADAMIA

Elles ne contiennent que 1,5 glucides par portion !

Si vous aimez le goût de la noix de macadamia, vous serez heureux de savoir qu'elle est également l'une des meilleures noix kéto à faible teneur en glucides que vous pouvez manger.

4. NOISETTES

Vous reconnaîtrez peut-être le goût sucré des noisettes de la célèbre pâte à tartiner, Nutella.

Elles sont extrêmement faibles en glucides et constituent une excellente option pour le kéto. Je veux dire, chaque portion de 28 grammes contient moins de 2 glucides net s!

5. NOIX

Elles sont pleines d'acides gras oméga-3 sains, et ces gras sont bons pour votre cerveau, vos yeux et votre cœur.

Les noix sont également riches en magnésium, elles sont donc bonnes pour vos os aussi.

Par ailleurs, si la farine d'amande n'est pas pour vous, essayez plutôt d'utiliser de la farine de noix.

Vous pouvez les remplacer les uns par les autres sur une base 1:1.

6. Graines de lin

Les graines de lin ne sont pas seulement excellentes pour le kéto, mais elles sont également excellentes pour la santé intestinale ! D'autant plus qu'elles sont riches en fibres et n'ont que 2 glucides nets par portion !

Et parce qu'elles sont si riches en fibres, elles peuvent également vous aider à rester régulier.

Cela dit, vous voudrez vous assurer de manger la graine « moulue ».

Sinon, votre corps ne pourra pas utiliser tous les nutriments !

Un conseil : remplacez 1/2 cuillère à soupe de farine d'amande par 1/2 cuillère à soupe de graines de lin moulues, pour un apport nutritionnel supplémentaire dans n'importe quelle recette kéto.

7. GRAINES DE CHIA

Elles sont faibles en glucides et beaucoup de fibres, elles sont donc excellents pour la santé intestinale.

Personnellement, j'adore utiliser ces graines de chia pour faire des confitures en les combinant avec des fruits.

8. AMANDES

Avec seulement 2,2 glucides nets par portion, elles rendent les recettes kéto excellentes !

Une poignée – ou deux – d'amandes est également une idée fantastique pour une collation rapide.

9. ARACHIDES

Les excellentes arachides ont également des propriétés anti-inflammatoires, sont riches en vitamine E et ne contiennent que 2,2 glucides nets par portion !

10. GRAINES DE PAVOT

Vous connaissez probablement déjà les graines de pavot ainsi que les graines délicieusement croquantes que l'on trouve dans les bagels et les muffins.

Elles sont nutritives, ont 2,4 glucides nets par portion et kéto-friendly ! Elles sont également riches en fibres et bons pour le sommeil et l'anxiété.

11. NOIX DE PINE

Les pignons de pin ne contiennent que 2,7 glucides nets par

portion, riches en vitamine K, E D et en fibres

12. GRAINES DE CITROUILLE

Les graines de citrouille contiennent 2,7 glucides nets, et il y a tellement de bonnes façons de les manger.

Avec seulement 2,8 grammes de glucides nets par portion, ces graines délicieusement croquantes seraient un excellent ajout à votre régime kéto !

13. NOIX DU BRÉSIL

Les noix du Brésil sont vraiment bonnes et faibles en glucides et peuvent être consommées crues, grillées ou mélangées. Les noix du Brésil sont légèrement plus riches en glucides avec 3 glucides nets par portion, vous devrez donc faire plus attention à la quantité à manger.

Elles sont riches en sélénium, donc ces noix sont excellentes pour le cœur, le système immunitaire et la thyroïde.

Les noix du Brésil sont également anti-inflammatoires !

14. GRAINES DE SÉSAME

Les graines de sésame ont 3 glucides nets et ont un goût unique et délicieux.

L'huile de sésame peut également être utilisée pour aromatiser certaines recettes salées.

En outre, les graines de sésame sont riches en fibres, bonnes pour les os, et ont également des propriétés anti-inflammatoires.

En outre, elles sont également bonnes pour la digestion.

15. GRAINES DE TOURNESOL

Les graines de tournesol sont les plus riches en glucides de la liste avec 3,6 glucides nets par portion. Elles ont une grande saveur de noisette et une texture croquante qui les rend excellents à ajouter aux produits de boulangerie kéto.

Elles contiennent beaucoup de fer et de vitamine E.

En outre, vous pouvez remplacer la farine de tournesol par de la farine d'amande sur une base 1:1 dans la plupart des recettes kéto.

A UTILISER MOINS

1. PISTACHES

Suivez-vous le régime cétogène et aimez-vous les pistaches ? Je vous rassure, il ne faut pas les éliminer complètement, mais les manger avec modération.

Ils sont plus riches en glucides que beaucoup plus favorables au kéto, alors gardez un œil sur votre limite quotidienne d'apport en glucides si vous vous permettez de les manger de temps en temps.

2. NOIX DE CAJOU

Malheureusement, avec 8 glucides nets par portion, une poignée de noix de cajou peut déjà remplir votre limite de glucides.

Donc, vous devriez complètement éviter les noix de cajou.

Si vous trouvez une recette qui fait appel à des noix de cajou, il existe de nombreux substituts dans la liste ci-dessus, tels que les noix, les pignons de pin, etc.

3. CHÂTAIGNES

Évitez absolument les châtaignes dans votre régime kéto, en fait une seule portion de châtaignes grillées contient 13 grammes de glucides nets !

Évitez-les complètement.

<u>Yogourt grec</u>

Le yogourt grec a acquis une immense popularité ces dernières années en raison de sa texture riche et crémeuse, de sa saveur intense et de ses nombreux avantages pour la santé. Mais cela peut-il faire partie de votre régime céto ?

Le yogourt grec est une variété de yogourt filtré qui subit un processus pour éliminer le lactosérum, ce qui donne une texture plus épaisse et plus crémeuse que le yogourt ordinaire. Ce processus de filtration élimine également une partie du lactose, ce qui rend le yogourt grec plus pauvre en glucides.

Calories : le yogourt grec varie généralement de 80 à 150 calories par portion de 170 g, selon votre teneur en matières grasses.

Glucides : le yogourt grec contient environ 6-8 grammes de glucides par portion, avec quelques variations selon la marque et le type.

Protéines : l'une des caractéristiques distinctives du yogourt grec est sa teneur élevée en protéines. Il fournit environ 15-20 grammes de protéines par portion, ce qui en fait un excellent choix pour les personnes au régime kéto.

Matières grasses : la teneur en matières grasses du yogourt grec varie en fonction du type choisi. Le yogourt grec entier contient environ 5 à 10 grammes de matières grasses par portion, tandis que les options faibles en gras ou sans gras contiennent beaucoup moins de matières grasses.

Le yogourt grec contient également du calcium, du phosphore, de la vitamine B12 et de la riboflavine.

Voici les avantages

• Haute teneur en protéines. Les protéines jouent un rôle crucial dans diverses fonctions corporelles, y compris la réparation et la croissance musculaires, la satiété et la santé métabolique. La teneur élevée en protéines du yogourt grec vous aide à vous sentir rassasié plus longtemps, soutient le maintien musculaire et favorise la satiété globale avec un régime kéto.

• Probiotiques pour la santé intestinale. Le yogourt grec contient des probiotiques, y compris des bactéries bénéfiques telles que Lactobacillus et Bifidobacterium. Ces probiotiques contribuent à un microbiome intestinal sain en favorisant la digestion, l'absorption des nutriments et la santé intestinale globale.

• C'est une riche source de calcium, un minéral essentiel pour maintenir des os et des dents solides. Un apport adéquat en calcium est particulièrement important dans un régime kéto.

• Polyvalence et goût : la texture crémeuse et la saveur épicée du yogourt grec en font un ingrédient polyvalent dans les plats sucrés et salés. Il peut être utilisé comme base pour les smoothies, mélangé avec des fruits ou des noix, utilisé comme vinaigrette aux crêpes, ou même incorporé dans des vinaigrettes ou des plats marinés. Sa polyvalence vous permet de profiter d'un large éventail de délicieuses recettes céto-friendly

Quelques plats dans lesquels le yogourt grec peut être utilisé

- Parfait au yogourt grec : déposer le yogourt grec avec des baies telles que des fraises ou des myrtilles et ajouter une pincée de muesli kéto ou de noix hachées, pour donner à tout le croquant et laisser refroidir au réfrigérateur. Ce parfait simple et rafraîchissant est une option parfaite pour le petit-déjeuner ou une collation.

- Smoothie crémeux au yogourt grec : mélangez du yogourt grec avec du lait d'amande non sucré, une poignée d'épinards ou de chou, une cuillère à soupe de beurre de noix pour un smoothie satisfaisant et riche en nutriments.

- Salade de poulet au yogourt grec : combinez du poulet en dés, du céleri haché, des amandes tranchées et une cuillerée de yogourt grec pour créer une salade de poulet crémeuse et riche en protéines. Assaisonnez avec des herbes et des épices de votre choix pour ajouter de la saveur. Servez-le dans des rouleaux de laitue ou dégustez-le seul pour un repas satisfaisant.

J'ai essayé ces recettes moi-même et elles sont très savoureuses, mais vous pouvez également expérimenter avec des saveurs, des textures et des ingrédients en fonction de vos préférences gustatives et de vos besoins alimentaires.

CHAPITRE 5
QUE BOIRE PENDANT LA CÉTOGÈNE

Que vous soyez au gymnase ou pendant votre pause déjeuner, il est important d'avoir la bonne boisson à vos côtés, tant au niveau du goût que du contenu nutritionnel. Bien que vous sachiez peut-être déjà comment repérer les glucides et le sucre cachés dans les aliments, les trouver sur l'étiquette de votre boisson préférée pourrait être un peu plus difficile. Il y a encore un certain nombre de boissons céto-friendly à choisir, parfaites pour la journée.

Bien sûr, l'eau est la boisson principale, rester hydraté est une partie importante de tout régime, mais il est également particulièrement important d'éviter le « cétogrippe ». En outre, l'eau présente une grande variété d'autres avantages pour la santé, tels que la régulation de la température corporelle et la maximisation des performances physiques.

Eau gazeuse : les options d'eau gazeuse sont un excellent moyen de s'hydrater avec une touche supplémentaire de zéro glucides et zéro calories.

Café : sans sucre.

Thé non sucré : le thé non sucré est exempt de glucides et de calories.

Coca light : parce que l'utilisation d'édulcorants artificiels réduit le nombre de glucides, le Coca-Cola diététique pour le régime kéto est une indulgence autorisée, tant que vous n'en faites pas trop.

Lait non laitier : utilisez du lait alternatif, tel que le lait de noix non sucré ou le lait d'amande, qui fournit des graisses et des protéines sans glucides, ce qui le rend idéal à consommer.

Shakes Keto-Friendly : de nombreux shakes minimisent la consommation de glucides tout en fournissant un apport énergétique rapide, au contraire, gardez un œil sur certains shakes protéinés qui contiennent beaucoup de sucre et de glucides supplémentaires.

Boissons à éviter

- Soda non diététique : Pepsi, ou Coca non léger, peut sembler relativement innocent, mais ils ont en fait 41 grammes de glucides et pourraient faire dérailler tout progrès lié au régime kéto.

- Boissons pour sportifs : les boissons énergisantes sont généralement pleines de sucre et de glucides, alors lisez attentivement les étiquettes

- Eau vitaminée : riche en sucre, l'eau vitaminée standard doit être évitée

- Chocolat chaud : absolument à éviter.

- Jus de fruits : à éviter

- Limonade : à éviter

ALCOOL PUR

Si vous allez boire des boissons alcoolisées pendant que vous êtes dans le régime kéto, votre seule solution est d'ingérer de l'alcool pur ou du liqueur : ils ne contiennent pas de glucides.

Voici les principaux types d'alcool et leur teneur en glucides :

- Vodka: 0 grammes de glucides nets
- Gin : 0 gramme de glucides nets
- Tequila : 0 grammes de glucides nets
- Whisky : 0 gramme de glucides nets
- Rhum: 0 gramme de glucides nets

Le vin a des glucides, mais pas beaucoup, nous le verrons plus spécifiquement plus tard.

Cocktail

Si vous n'êtes pas un fan de l'alcool ordinaire, je ne vous blâme pas. Heureusement, vous pouvez les mélanger avec d'autres boissons céto-friendly et sans sucre, telles que le Coca-Cola light qui est bien de temps en temps. N'en consommez pas trop car elle contient de l'aspartame.

L'eau de Seltz sans sucre est une autre bonne alternative. Le gin tonic est une boisson céto-friendly.

Une autre excellente option sans sucre est d'utiliser du thé froid non sucré. Ajoutez le rhum ou le bourbon. Le goût est en fait plutôt bon !

Un verre de vin rouge ou blanc contient environ 3-4 grammes de glucides. Alors oui, le vin est bon pour le kéto, il vous suffit de faire attention à la quantité que vous buvez !

Buvez des vins secs lorsque vous êtes en cétose : ils contiennent moins de sucre. C'est ce qui les rend si forts. Évitez les vins doux, parce que ils contiennent plus de sucre car ils ont un processus de fermentation plus court.

Les vins que vous pouvez boire sont :

- Sauvignon Blanc
- Chardonnay
- Pinot Noir
- Cabernet Sauvignon
- Merlot
- Pinot Gris
- Pinot Blanc

Donc, c'est ce que vous pouvez boire en toute sécurité pendant le régime kéto. Jetons maintenant un coup d'œil à ce que vous devriez absolument éviter !

Le pire alcool à boire pendant un régime kéto est tout ce qui est riche en glucides et en sucres. Cela comprend :

- Boissons mélangées avec jus de fruits ou soda
- Vin doux
- Sangria

- Bière
- Liqueur aromatisée
- Tout ce qui contient beaucoup de glucides ou de sucres

Ces boissons vous sortiront rapidement de la cétose et il est préférable de les éviter complètement.

COCKTAILS SUCRÉS

Évitez toujours les boissons mélangées sucrées, car elles sont faites avec des sirops, des jus et d'autres ingrédients riches en glucides. Vous serez peut-être étonné du nombre de glucides contenus dans vos boissons préférées.

VOICI LES BOISSONS SUCRÉES LES PLUS COURANTES ET LEURS MACROS :

Margarita : le mélange de margarita préemballé contient 72 grammes de sucre par verre

Sangria : 18 grammes de glucides par verre

Bloody Mary : le cocktail Bloody Mary préemballé contient 11 grammes de glucides par verre

Sex On The Beach : 11 grammes de glucides par verre

Piña Colada : environ 32 grammes de glucides par cocktail

Fraise Daquiri : 31 grammes de glucides par verre

Mimosa : 8 grammes de glucides par verre

VOICI LES VINS DE DESSERT À ÉVITER SI VOUS

MANGEZ FAIBLE EN GLUCIDES :

- Mascate
- Riesling
- Rose
- Vin de Porto/Xérès
- Vin de dessert

BIÈRE

La bière moyenne contient environ 13 grammes de glucides par bouteille ou par canette. C'est parce qu'elle est faite avec un type de grain.

Si vous aimez vraiment la bière, choisissez la bière légère. Il existe également des bières à faible teneur en glucides que vous pouvez boire, c'est généralement toujours indiqué sur les étiquettes, il y a aussi de vraies bières kéto.

Alors, devrions-nous éviter complètement l'alcool lorsque nous suivons un régime kéto ? Il y a quelques signes à garder à l'esprit : si boire vous donne envie de nourriture, évitez-le, en fait l'alcool diminue vos inhibitions, et vous serez plus susceptible de perdre la trace de ce que vous consommez et si vous êtes dans votre seuil de kéto, donc, en général il devrait être consommé avec modération.

Enfin, si vous voulez toujours les boissons les plus sucrées, il serait préférable d'arrêter complètement de boire. Comme vous l'avez lu ci-dessus, les boissons sucrées contiennent trop de sucre et de glucides pour vous aider à rester en cétose.

VODKA

Toutes les marques de vodka pure ne contiennent aucun hydrate de carbone ; vous devez juste faire attention au nombre de calories qu'elles ont.

Les meilleures marques de vodka kéto sont :

- Smirnoff : 97 calories
- Oie grise : 103 calories
- Burnett's : 96 calories

WHISKY

Le whisky a également zéro glucides, mais la quantité de calories varie selon la marque.

Voici les meilleurs types de whisky par marque :

- Jack Daniels: 98 calories
- Jim Beam: 104 calories

TÉQUILA

Ce type d'alcool est utilisé dans les margaritas et autres mélanges.

Voici les marques de tequila les plus populaires que vous pouvez acheter :

- Don Julio: 96 calories
- Tres Agavi: 102 calories

- Patron: 103 calories

RHUM

Certaines marques de rhum auront du sucre et des glucides supplémentaires, alors essayez toujours d'acheter des variétés non sucrées ou non aromatisées.

Ces rhums peuvent convenir:

- Malibu Island Spiced : 0 glucides et 72 calories

- Captain Morgan Spiced : 0,4 grammes de glucides et 86 calories

- Bacardi Superior: 0 glucides et 96 calories

Vous pouvez ensuite boire de l'alcool avec kéto et perdre du poids, mais vous devez boire de l'alcool avec modération et vous assurer de garder une trace de vos macronutriments.

Il serait préférable de ne pas boire d'alcool tous les jours après un régime kéto.

Pourquoi vous saoulez-vous plus rapidement avec le kéto ?

Votre corps ne reçoit pas beaucoup de glycogène lorsqu'il est en cétose. Pour cette raison, l'alcool est envoyé directement à votre foie et vous le métabolisez plus rapidement, ce qui vous donne l'impression d'être ivre plus rapidement.

Qu'est-ce qui vous sortira de la cétose ?

Votre corps sortira de la cétose lorsque vous consommerez plus de glucides que votre corps ne peut digérer.

Oui, vous pouvez profiter de l'alcool pendant le régime kéto, faites juste attention aux glucides contenus et buvez avec modération !

CHAPITRE 6
PLAN DE REPAS DE 21 JOURS

Le régime cétogène, comme nous l'avons vu, est un régime basé sur une consommation élevée de graisses, modérée en protéines et très faible en glucides, et nous savons maintenant que ce type de régime vise à faire entrer le corps dans un état métabolique appelé cétose, où le corps brûle les graisses pour obtenir de l'énergie au lieu des glucides. Pour suivre correctement le régime cétogène, il est crucial de planifier vos repas de manière à obtenir une variété de nutriments essentiels. Donc, ci-dessous, je vous présente un plan de repas de 21 jours pour vous aider à démarrer votre voyage cétogène de manière simple et efficace.

Semaine 1 :

- Petit déjeuner : Œufs brouillés avec fromage et avocat.

- Snack : amandes ou noix.

- Déjeuner : salade de poulet avec laitue, tomates, concombres et huile d'olive.

- Snack : yogourt grec aux myrtilles.

- Dîner : saumon grillé avec asperges rôties.

- Snack : fromage cheddar ou protéiné de type lerdammer.

Semaine 2 :

- Petit déjeuner : bacon croquant avec des œufs au plat.

- Snack : graines de chia au lait d'amande.

- Déjeuner : burger de bœuf avec fromage, laitue et concombres.

- Snack : guacamole avec des bâtonnets de céleri.

- Dîner : filet de porc avec brocoli cuit à la vapeur.

- Snack : jambon enroulé autour de tranches de concombre.

Semaine 3 :

- Petit déjeuner : avocat écrasé sur du pain kéto avec des œufs durs.

- Snack : sauce au fromage avec des bâtonnets de céleri.

- Déjeuner : salade de thon avec laitue, tomates et huile d'olive.

- Snack : yogourt grec aux amandes moulues.

- Dîner : steak de bœuf avec chou-fleur cuit au four.

- Snack : œufs durs.

Alternatives pour varier le plan de repas :

Idées pour le petit-déjeuner :

- Oeufs pochés à l'avocat et au jambon.

- Smoothie à l'avocat et aux épinards au lait de coco.

- Omelette avec des tranches de type fromage, ou avec des poivrons ou des oignons.

-1 yogourt grec zéro gras avec muesli à l'avoine entière et quelques fraises

-1 yogourt grec entier aux noix hachées

-1 petit sandwich avec du jambon cru maigre et du fromage fin

Idées pour le déjeuner :

- Salade de poulet à l'avocat, tomates et concombres.

- Soupe aux tomates au bacon croustillant.

- Saumon grillé aux asperges rôties.

- Salade de roquette avec œufs durs, avocat et graines de tournesol

- Salade de type songino ou roquette avec 1 avocat en morceaux, 1 mozzarella légère et 4 tomates cerises hachées

- 1 mozzarella avec des épinards frais dans les salades et des tomates cerises mûres hachées et des graines de tournesol ou diverses graines

- Morue cuite à la vapeur ou grillée avec des courgettes ou des aubergines grillées ou poêlées

- Poulpe grillé ou cuit à la vapeur accompagné d'aubergines grillées ou poêlées

Idées pour le dîner :

- Poulet grillé au chou-fleur cuit au four.

- Steak de bœuf au brocoli sauté.

- Crevettes à la sauce rose à base de ketchup et de mayonnaise légère aux courgettes ou aubergines grillées.

- Une tranche de thon ou de saumon grillé accompagnée de légumes cuits à la vapeur

- Poitrine de poulet grillée accompagnée de salade verte + une demi-pomme ou une demi-poire

- Poitrine de dinde grillée accompagnée de radicchio grillé

- 2 brochettes de poisson accompagnées de salade composée

- 2 brochettes de poulet accompagnées d'une assiette d'asperges bouillies assaisonnées d'huile d'olive extra vierge et de citron

CHAPITRE 7
DES RECETTES SAVOUREUSES POUR LE REGIME CETOGENE FACILES A PREPARER

Les recettes cétogènes présentées ci-dessous sont un moyen délicieux de rendre le régime cétogène plus varié et intéressant, elles sont généralement simples et rapides à préparer. La clé est de choisir des aliments riches en graisses saines et faibles en glucides. Voici quelques conseils pour faire des recettes cétogènes :

- Utilisez des huiles et des graisses saines telles que l'huile d'olive, l'huile de noix de coco et le beurre.

- Choisissez des viandes maigres comme le poulet, la dinde, le bœuf et le poisson.

- Ajoutez une variété de légumes à faible teneur en glucides tels que le brocoli, le chou-fleur, les épinards et les concombres.

- Utilisez des produits laitiers à faible teneur en glucides tels que le fromage, le yogourt grec et le beurre.

- Expérimentez avec des épices et des herbes pour ajouter de la saveur à vos recettes.

En suivant ces conseils et en utilisant les recettes fournies, vous serez en mesure de créer des repas délicieux et nutritifs qui s'intègrent parfaitement dans le régime cétogène.

En ce qui concerne les condiments à utiliser, je vous conseille de toujours utiliser le sel rose de l'Himalaya, à la fois dans la version « fine » du type « grand » et de la remplacer par le sel de table commun, en fait ce type de sel est intégral, n'est pas raffiné et n'est jamais traité avec aucun procédé chimique et reste donc exempt de polluants, qui peuvent plutôt contenir d'autres types de sel provenant des mers et des océans.

Il réduit également la rétention d'eau et l'hypertension, car sa teneur en chlorure de sodium est nettement inférieure à celle du sel de table normal. Donc, même si son coût est un peu plus élevé que le sel commun, il vaut la peine de l'acheter.

En ce qui concerne l'huile, je vous conseille de toujours utiliser une bonne huile d'olive extra vierge, c'est-à-dire une huile avec l'abréviation « evo ».

Recettes rapides et faciles pour le régime cétogène

Lasagnes kéto de jambon de courgettes et fromage

Ingrédients :

-2 grosses courgettes

- 4 fines tranches ou fromage finement tranché 60 gr

-100 gr de jambon cuit maigre

-100 gr de sauce béchamel légère (vous pouvez également utiliser la sauce prête à l'emploi)

- 40 gr de fromage Grana Padano ou Reggiano râpé

- 6 cuillères à soupe de sauce tomate

- sel et poivre au goût

- 1 cuillère à café d'huile d'olive extra vierge

- quelques feuilles de basilic frais ou séché

Préparation :

Lavez et séchez les courgettes, puis coupez-les en tranches très fines dans le sens horizontal des courgettes, vous pouvez vous servir d'un éplucheur de pommes de terre ou utiliser un couteau qui coupe bien, les disposer sur une assiette en ajoutant du sel et du poivre, puis cuisez-les dans une poêle antiadhésive pendant quelques minutes de chaque côté. Maintenant, placez les courgettes ramollies par cuisson dans une petite plaque à pâtisserie recouverte préalablement avec du papier sulfurisé, puis ajoutez sur les courgettes quelques cuillères à soupe de sauce béchamel légère en l'étalant de manière à couvrir les courgettes, maintenant mettez sur une couche des tranches de jambon cuit puis le fromage tranché ; avec une cuillère étalez la pulpe de tomate que vous avez préalablement assaisonnée avec un filet d'huile et de sel, et saupoudrez de fromage râpé, garni de quelques feuilles de basilic de préférence frais. Si vous avez des restes d'ingrédients, procédez de la même manière en formant une autre couche. Faites cuire le tout dans le four préchauffé à 200 degrés pendant environ 20 minutes, jusqu'à ce que vous voyiez une croûte dorée se former à la surface.

Une fois cuits, retirez du four et servez-les encore filandreux.

Saumon kéto cuit au four avec asperges

Ingrédients pour 2 personnes :

- 2 filets de saumon

- 400 gr d'asperges fraîches

- 2 gousses d'ail, hachées (si vous le souhaitez)

- 4 cuillères à soupe d'huile d'olive extra vierge

- poivre noir et sel

- jus de citron

- un brin de persil haché

- quelques feuilles de basilic haché

Préparation :

Préparez d'abord la marinade en mélangeant les gousses d'ail émincées avec les cuillères à soupe d'huile, de basilic, de poivre noir et de sel, de jus de citron et de persil haché. Faites mariner les filets de saumon et laissez-les reposer au réfrigérateur pendant au moins une heure, en les retournant de temps en temps. Disposer les filets sur une feuille de papier parchemin, couvrez-les de marinade et cuisez environ 40 minutes dans un four préchauffé à 180 degrés, tout en cuisant le saumon au four. Faites bouillir les asperges pendant environ 5 minutes jusqu'à ce qu'elles soient ramollies et assaisonnez avec de l'huile et du citron, une fois dorées au four servez le saumon accompagné d'asperges.

Saumon cuit au four avec des légumes

Ingrédients :

- 2 tranches de saumon frais ou congelé

- 2 courgettes vert moyen

- 1 carotte

- 1/2 oignon

- Sel, poivre et huile d'olive extra vierge au goût

Préparation :

Prenez une plaque à pâtisserie et recouvrez-la de papier parchemin et placez les filets de saumon sur le dessus.

Ensuite, lavez et coupez tous les légumes, courgettes, carottes et oignons et faites-les sauter dans une poêle antiadhésive avec un filet d'huile pendant environ 3/4 minutes à feu vif, puis laissez refroidir et ajoutez du sel et du poivre et couvrez le saumon de légumes en créant une couche d'environ 2 cm.

Ajoutez un filet d'huile d'olive extra vierge à la préparation et enfin cuisez pendant environ 20 minutes dans le four déjà préchauffé à 180 degrés.

Salade de poulet kéto

Ingrédients :

- 150 grammes de poulet grillé

- salade verte de votre choix

- une tige de céleri

- un oignon

- 1 branche de persil frais

- 1 œuf à la coque

- 2 gousses d'ail hachées si vous le souhaitez

- 20 grammes de mayonnaise

- une cuillère à café de moutarde

- sel et poivre

- une cuillère à soupe d'huile d'olive extra vierge

Préparation :

Hachez la tige de céleri, l'oignon et le persil, mettez le tout dans un grand saladier et mélangez-le avec l'œuf à la coque en morceaux, ajoutez l'ail haché si vous le souhaitez, la mayonnaise et la moutarde et assaisonnez avec de l'huile d'olive extra vierge, du sel et du poivre et ajoutez la salade verte.

Ajoutez ensuite le poulet haché préalablement cuit sur la plaque chauffante et placez-le dans le saladier avec la sauce déjà préparée et ajoutez la salade verte en mélangeant le tout.

Pépites de poulet kéto croustillantes avec des odeurs

Ingrédients :

- 2 poitrines de poulet

- 1/2 oignon

- un brin de persil frais

- romarin frais ou séché

- 1 œuf entier

- farine d'amande ou de noix

- gousses de citron

- sel et poivre au goût

Préparation :

Préparez le poulet en petits morceaux afin d'obtenir des pépites, puis coupez l'oignon en petits morceaux et ajoutez un peu de romarin et de persil.

Dans un bol, ajoutez ensuite les pépites de poulet avec l'oignon, le romarin et le persil et assaisonnez de sel et de poivre.

Passez la poule dans l'œuf battu au préalable et passez les morceaux dans la farine d'amande ou de noix.

Prenez une plaque à pâtisserie antiadhésive et recouvrez-la de papier parchemin et faites cuire au four préalablement préchauffé à 180 degrés, jusqu'à ce qu'elles soient dorées, accompagnez les morceaux garnis de quartiers de citron de salade verte et de tomates.

Salade kéto de chou-fleur au bacon et brocoli

Ingrédients :

- 1 brocoli

- 1 chou-fleur

- 100 g de bacon fumé en dés

- 8 tomates cerises fraîches hachées

- 1/2 concombre frais haché

- 1/2 oignon frais haché

- 1 cuillère à café d'origan

- mayonnaise si vous le souhaitez

- huile d'olive extra vierge, vinaigre de vin blanc, sel et poivre au goût

Préparation :

Coupez le chou-fleur et le brocoli en petits morceaux et faites-les cuire dans de l'eau bouillante pendant environ 5 minutes. Pendant ce temps, faites dorer le bacon coupé en dés dans une poêle, laissez-le refroidir puis ajoutez les tomates, les concombres, l'oignon, la mayonnaise si vous le souhaitez et assaisonnez de sel, de poivre, d'huile et d'origan et un filet de vinaigre de vin blanc.

Paniers kéto de bresaola à la crème de fromage et aux herbes

Ingrédients :

- 150 g Bresaola

- 100 g de Philadelphia proteinée,

- 100 g de robiola,

- 1 cuillère à soupe de parmesan râpé,

- persil haché et basilic

- olives vertes dénoyautées au goût

- quelques feuilles de basilic,

- sel et poivre.

Préparation :

Dans un bol, mélangez le robiola, la Philadelphia proteinée et le parmesan râpé. Salez et poivrez.

Maintenant, ajoutez les herbes hachées au mélange et mélangez bien le tout, puis prenez les tranches de bresaola et remplissez chaque tranche avec un peu de mousse au fromage.

Brochez la tranche avec un cure-dent d'un côté, puis ajoutez l'olive et fermez le panier en insérant l'autre côté de la tranche de bresaola.

Continuez jusqu'à épuisement des ingrédients, vous pouvez accompagner le plat de salade composée.

Tourtes kéto au parmesan sur sauce tomate

Ingrédients pour 4 tourtes :

- 2 oeufs

- 100 gr de fromage grana padano râpé ou parmigiano reggiano

- 1 cuillère à soupe de farine environ 10 gr

- 120 ml de crème

- 50 ml de lait

- sel et poivre au goût

Pour la sauce :

- 10 cuillères à soupe de sauce tomate fraîche

- 1 cuillère à soupe d'huile d'olive extra vierge

- sel et poivre au goût

- demi-oignon

- feuilles de basilic frais

Préparation :

Mettez la crème dans une casserole antiadhésive et étirez-la avec une cuillère à soupe d'eau, puis ajoutez la farine en remuant bien dans le même sens, en prenant soin de ne pas former des grumeaux, ajoutez une pincée de sel et portez à ébullition.

Battez les œufs entiers avec un fouet et ajoutez lentement le parmesan, puis ajoutez la crème préalablement portée à ébullition au mélange d'œufs et de fromage.

Remplissez ensuite les moules en aluminium jetables préalablement bien graissés, de préférence avec un peu de beurre ou d'huile d'olive.

Placez les 4 gobelets en aluminium dans une plaque de cuisson préalablement remplie pour les 2/3 d'eau et faites cuire au four au bain-marie à 180 degrés pendant environ 25 minutes.

Pour la sauce, faites revenir légèrement l'oignon dans une petite poêle antiadhésive avec de l'huile et un filet d'eau, ajoutez la sauce tomate, sel et poivre si vous le souhaitez et le basilic, et faites cuire pendant 10 minutes, en étirant le tout avec de l'eau. Une fois cuits, placez quelques cuillères à soupe de sauce sur les assiettes, puis retournez les cupcakes sur le dessus, en prenant soin de ne pas les casser en les retirant des moules, servez-les chauds, en les garnissant au goût avec quelques feuilles de basilic frais.

Tourtes kéto aux épinards avec crème de parmesan et pignons de pin

Ingrédients pour 4 tourtes :

-300 gr d'épinards

- 2 œufs entiers

- muscade

- 50 gr de fromage râpé ou grana padano ou parmigiano reggiano

- 10 gr pignons de pin

- 1 cuillère à soupe de lait végétal

- 1 cuillère à soupe d'huile d'olive extra vierge

- sel et poivre au goût

Pour la crème :

50 gr de fromage râpé ou grana padano ou parmigiano reggiano

130 ml de lait demi-écrémé ou si vous préférez légumes

15 gr de farine 00

10 g de beurre

Préparation :

Faites bouillir les épinards jusqu'à ce qu'ils soient complètement cuits, égouttez-les dans une passoire à l'aide d'une cuillère, afin d'éliminer complètement toute l'eau de cuisson et de laisser refroidir. Une fois refroidis, mettez-les dans un bol et ajoutez les œufs, la muscade, le parmesan et les pignons de pin et mélangez bien le tout, en vous étirant avec un filet de lait et en vous aidant si vous préférez avec un hachoir.

Saupoudrer bien d'huile 4 moules jetables en aluminium et versez le mélange à l'intérieur, cuisez au bain-marie en plaçant les moules dans une plaque de cuisson remplie pour 2/3 d'eau, à 180 degrés pendant environ 25 minutes.

Pour la crème de parmesan :

Faites chauffer le lait sur le feu sans le faire bouillir, chauffez séparément le beurre en ajoutant la farine sans former de grumeaux, puis ajoutez progressivement le lait chaud pour bien mélanger le tout.

Cuisez le mélange créé à feu moyen-doux jusqu'à ce qu'il commence à épaissir, ajoutez progressivement le fromage râpé et continuez à remuer en créant une crème homogène.

Une fois cuite, placez la crème au centre de l'assiette et placez le flan aux épinards sur le dessus, couvrez les flans en versant le reste de la crème dessus et servez chaud.

Flans kéto à la citrouille avec crème de fromage

Ingrédients pour 4 flans :

- 400 gr de pulpe de citrouille

- 2 œufs entiers

- muscade

- 50 gr de grana padano râpé ou de fromage parmigiano reggiano

- 10 gr pignons de pin

- 2 cuillères à soupe de lait végétal

- 1/2 oignon

- 1 cuillère à soupe d'huile d'olive extra vierge

- sel et poivre au goût

Pour la crème :

-200 gr de fromage de chèvre

-100 ml de crème légère fraîche

- sel et poivre au goût

Préparation :

Dans une poêle, faites fondre le beurre avec l'oignon tranché et la pulpe de citrouille, préalablement nettoyé des graines, et coupé en dés en ajoutant une louche d'eau chaude, en cuisant jusqu'à ce que la citrouille devient molle, mais tout en restant plutôt sèche et non aqueuse ; pour une cuisson complète, il faudra environ 20/25 minutes. Transférez la purée dans un bol et, une fois refroidie, ajoutez les œufs, la muscade, le parmesan, les pignons de pin, le sel et le poivre et bien mélangez le tout, en s'étirant avec un filet de lait pour mélanger et vous aider si vous préférez avec un hachoir.

Saupoudrez 4 moules jetables en aluminium bien avec de l'huile, versez le mélange à l'intérieur, cuisez au bain-marie en plaçant les moules dans une plaque de cuisson remplie pour 2/3 d'eau à 180 degrés pendant environ 35 minutes.

Pour la crème de fromage de chèvre :

Dans un bol, versez le fromage de chèvre, la crème, le sel et le poivre, fouettez à la main ou avec un fouet électrique pour créer un mélange crémeux, de manière à bien mélanger le tout.

Lorsque les flans de citrouille sont cuits, placez la crème au centre du plat et placez le flan sur le dessus, en prenant soin de le retirer de la tasse sans le casser, puis couvrez-le en versant la crème restante dessus et servez chaud.

Nuggets de poulet Keto à la feta et aux courgettes

Ingrédients :

– 150 gr de poulet

– 60 gr de feta coupée en dés

– 1 courgette

– 4 feuilles de basilic

– huile, sel et poivre

Préparation :

Coupez le poulet en cubes d'environ 1,5 cm et mettez-le dans un bol pour mariner avec un filet d'huile, une pincée de sel, du poivre et des feuilles de basilic hachées. Laissez reposer pendant une dizaine de minutes.

Coupez les courgettes en tranches pas trop fines et faites-les dorer dans une poêle pendant 6/8 minutes avec un peu d'huile et une pincée de sel.

Cuisez le poulet en le faisant sauter dans une poêle antiadhésive jusqu'à ce qu'il soit légèrement doré.

Disposez dans un plat cube en créant un lit de courgettes, puis ajoutez les cubes de poulet et la feta, ajoutez un filet d'huile d'olive extra vierge crue au goût.

Courgettes kéto cuites au four farcies de viande et de fromage

Ingrédients pour 2 personnes :

- 4 courgettes rondes (ou courgettes normales)

- 200 gr de terre maigre

- 50gr de fromage Grana Padano

- 30gr de fromage pecorino romano

- 40 g de chapelure

- 1 bouquet de basilic frais

- 1 œuf entier

- 1 gousse d'ail, hachée si vous le souhaitez

- 1 pincée de sel

Préparation :

Coupez le capuchon supérieur de la courgette, videz la pulpe et réservez.

Blanchissez les courgettes dans de l'eau bouillante salée pendant quelques minutes, elles doivent être molles mais pas fanées, puis égouttez et placez sur un chiffon propre et laissez refroidir.

Dans un bol, ajoutez l'œuf entier préalablement battu avec une fourchette, ajoutez le sel, un peu d'huile, le parmesan et le fromage pecorino, la chapelure et l'ail si vous le souhaitez, ajoutez également la pulpe de courgettes hachée et le basilic haché, avec vos mains ou avec un mélangeur créez une pâte épaisse avec laquelle farcir les courgettes.

Remplissez les courgettes et faites cuire au four à 200 degrés pendant environ 30 minutes. Retirez du four et laissez refroidir quelques minutes avant de servir.

Côtelette en croûte croustillante

Ingrédients :

- 1 tranche de veau environ 150 gr

- 40 g de parmesan râpé ou de parmesan

- 40 g de noisettes

- 1 œuf entier

- huile d'olive extra vierge, sel et poivre

Coupez grossièrement les noisettes et ajoutez-les au parmesan our grana râpé.

Mettez l'œuf entier dans un bol et battez avec une fourchette, puis trempez la viande des deux côtés, puis passez-la sur la pâte au parmesan et aux noisettes.

Faites chauffer une poêle antiadhésive avec beaucoup d'huile d'olive extra vierge et faites cuire la viande plusieurs fois pendant environ 10 minutes. Séchez l'escalope de l'excès d'huile avec du papier de cuisine.

Servez chaud après salage et accompagnez de courgettes ou d'aubergines grillées.

Brocoli kéto cuit au four avec fromage et amandes

Ingrédients :

- 2 brocoli

- 30 g d'amandes tranchées

- 3 cuillères à soupe d'huile d'olive extra vierge

- sel et poivre au goût

- 2 tranches hachées

- 30 g de parmesan râpé ou de parmesan

- une gousse d'ail hachée si vous le souhaitez

Préparation :

Coupez le brocoli en fleurons, puis lavez-les à l'eau courante et ébouillantez-les pendant 5 minutes dans de l'eau bouillante salée. Égouttez et laissez refroidir, puis graissez un plat allant au four avec de l'huile et déposer le brocoli assaisonné de sel, de poivre et d'un filet d'huile d'olive et d'ail si vous le souhaitez.

Saupoudrez ensuite la surface de parmesan ou de grana râpé, de tranches hachées et de tranches d'amandes et faites cuire au four à 200°C pendant 20 minutes.

Pizzas kéto cuits au four

Ingrédients pour 6 pièces :

- 220 g de mozzarella pour pizza

- 60 g de fromage Philadelphie

- 40 g d'olives vertes ou noires en tranches

- 1 cuillère à café de levure chimique pour salé

- 2 œufs entiers

- 50 g d'amandes tranchées

Battez les œufs entiers avec une fourchette et ajoutez les amandes tranchées, les olives et la levure chimique et mélangez le tout. Faites fondre la mozzarella et le fromage Philadelphia au micro-ondes pendant 2 minutes et ajoutez-les aux œufs avec les olives, les amandes, la levure chimique et mélangez bien.

Créez 6 pizzas rondes avec la pâte et disposez-les espacées sur une plaque à pâtisserie et faites cuire à 200 degrés pendant environ 20 minutes.

Keto crémeux au yogourt et aux myrtilles

Ingrédients :

- 200 ml de crème à fouetter

- 170 g de yogourt grec blanc ou de yaourt aux baies

- 100 gr de myrtilles

- édulcorant au goût de la stévia ou de l'érythytrol

Préparation :

Faites chauffer les bleuets pendant quelques minutes avec quelques cuillères à soupe d'eau et ajoutez l'édulcorant à votre goût. Retirez du feu et mélangez avec un mixeur plongeant et laissez refroidir.

Pendant ce temps, fouettez la crème avec un batteur électrique et ajoutez le yogourt grec, une fois que vous atteignez une densité consistante et crémeuse, ajoutez le mélange de myrtilles à la crème en remuant légèrement.

Versez dans 4 tasses et laissez refroidir au réfrigérateur avant de servir.

Mascarpone cacao et mousse d'amandes

Ingrédients :

- 3 jaunes d'œufs

- 2 blancs d'œufs

- 250 gr de mascarpone

- 5 gouttes d'édulcorant (tic ou autre)

- poudre de cacao non sucrée

- amandes tranchées

Préparation :

Battez les jaunes d'œufs avec le mascarpone et l'édulcorant, puis battez séparément les blancs d'œufs jusqu'à ce qu'ils soient raides et ajoutez-les en mélangeant doucement avec le mélange précédent. Disposez la crème dans 4 tasses et saupoudrez de cacao amer et de quelques tranches d'amandes pelées. Laissez les tasses refroidir au réfrigérateur et servez froides.

Crème brûlée à la vanille Keto

Ingrédients :

- 250 ml de crème à fouetter

- 250 gr de mascarpone

- 4 jaunes d'œufs

- 1 vanille ou vanille moulue

- 50 gr d'érythritol pour sucrer

Trempez la gousse de vanille ou la poudre de vanille dans la crème et faites bouillir.

Battez les jaunes d'œufs avec un batteur électrique et ajoutez l'érythrol et le mascarpone en remuant.

Ajoutez la crème au mélange après avoir refroidi un peu et retirez la gousse de vanille.

Mettez le mélange créé dans six moules à soufflé et placez-les dans une plaque de cuisson remplie d'eau jusqu'à ce que 1/3 des moules soient recouverts.

Cuisez au four à 180 degrés au bain-marie pendant 50 minutes. Retirez du four, laissez refroidir et conservez au réfrigérateur, avant de servir, saupoudrez d'une cuillère à café d'érythritol et brûlez-le avec un brûleur pour créer la croûte dorée.

CHAPITRE 8
EXERCICES POUR EVEILLER LE METABOLISME ET GARDER LA FORME

Ci-dessous, je vais vous montrer quelques exercices d'activité physique simples à effectuer confortablement à la maison, vous pouvez les combiner avec votre nouveau plan de jeûne intermittent, et vous verrez qu'ils vous aideront non seulement à garder votre métabolisme actif, mais aussi à garder votre corps en forme et en bonne santé; en fait, l'activité physique augmente la dépense d'énergie, tout se joindra aux effets bénéfiques du jeûne intermittent, avec pour résultat un changement positif encore plus grand, c'est-à-dire l'augmentation de votre masse maigre au détriment de la masse grasse, le tout pour atteindre encore plus facilement l'objectif que vous vous êtes fixé, c'est-à-dire vous remettre en forme, tout en vous gardant en parfaite santé.

Je vous conseille cependant, lorsque vous vous entraînez et suivez le régime de jeûne intermittent, de faire vos séances d'entraînement avant le repas principal, afin de ne pas être alourdi, et donc avec peu d'énergie, et il serait également conseillé de faire les séances d'entraînement de préférence le matin, en commençant les exercices légèrement et en augmentant progressivement l'intensité.

Cependant, vous pouvez parfois changer les heures auxquelles vous les exécutez, par exemple si vous allez courir ou marcher en plein air, vous pouvez le faire quand cela reste plus confortable, afin de ne pas habituer votre corps aux mêmes rythmes.

Je vous propose ici quelques exercices simples à faire en série pour consolider et raffermir toute la structure musculaire de votre corps.

Vous pouvez répéter les séquences une ou plusieurs fois en fonction de la résistance de votre corps, vous pouvez en tout cas commencer lentement à augmenter les séquences au fil du temps, de manière à intensifier progressivement l'entraînement.

Raffermissement des fesses

Je crois que posséder des fesses hautes et fermes est le désir de tout le monde, en tout cas y parvenir n'est pas si difficile, il suffit d'effectuer les bons exercices pour rendre les fesses fermes, en augmentant leur masse musculaire et leur tonus, découvrons-en quelques-uns ensemble.

Poussées postérieures fesses

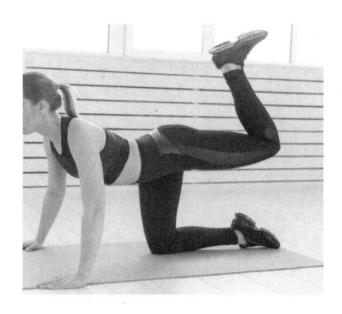

Vous pouvez effectuer cet exercice ou libérer le corps, ou vous pouvez décider de le faire même avec des bracelets de cheville lestés ou des bandes élastiques, augmentant clairement l'effort et la dépense énergétique. Mettez-vous à quatre pattes et jetez en arrière une jambe que vous avez pliée avec votre pied marteau, en gardant une ligne droite avec votre dos : puis levez votre jambe au-delà de la ligne arrière et ramenez-la à la position de départ. Répétez l'exercice en séries de 15 à 2 fois par jambe.

Poussées latérales fesses

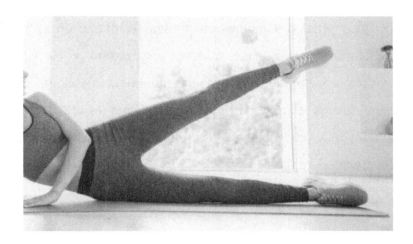

Allongez-vous d'abord sur le côté et posez votre tête sur le bras que vous avez sur le sol. Amenez l'autre bras au-dessus de votre côté et posez votre main sur le sol, puis levez votre jambe vers le haut et abaissez-la, sans la laisser toucher la jambe qui repose sur le sol. Faites 10 séries puis changez de jambe en effectuant l'exercice de l'autre côté et répétez-le pendant 3 séries de chaque côté.

Soulever les fesses et le bassin

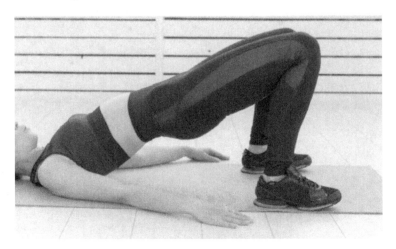

Tenez-vous debout sur le sol et étirez vos bras le long de votre corps, puis pliez vos jambes en gardant la plante de votre pied fermement sur le sol. Ensuite, soulevez votre bassin vers le haut pour que votre corps prenne une forme triangulaire et laissez vos épaules attachées au sol. Abaissez le bassin sans toucher les fesses sur le sol, puis relevez-le en répétant l'exercice. Faites des séries de 15 soulèvements 3 fois.

Exercices abdominaux

Les abdominaux sont une autre partie très importante du corps à entraîner car nous nous retrouvons souvent avec un ventre pas très agréable à montrer, résoudre ce problème peut sembler difficile, mais ce n'est pas impossible, je propose donc des exercices pour les abdominaux visant à obtenir un abdomen plus plat et tonique qui s'améliorera encore plus en suivant le plan alimentaire recommandé ici. Petit à petit, il sera facile de les insérer dans votre vie quotidienne et de les faire devenir un véritable mode de vie plus sain et plus efficace, pour obtenir les résultats souhaités en peu de temps.

Entraînement abdominal au pédalage

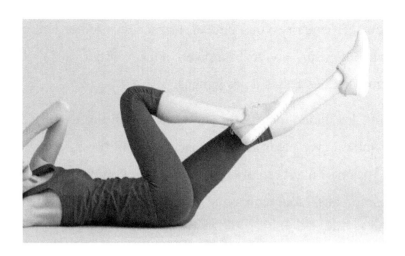

Allongez-vous dos au sol et levez les jambes de manière à imiter lorsque vous faites du vélo, en essayant d'étirer les jambes autant que possible. Gardez vos bras pliés derrière la nuque et essayez de ne jamais toucher le sol avec vos talons. De cette façon, vous contracterez les muscles abdominaux qui commenceront à travailler. Faites l'exercice pendant quelques minutes.

Pour développer également l'équilibre et la résistance, vous pouvez utiliser des outils affaissés, même un simple oreiller que nous avons à la maison peut être bien, alternativement, vous pouvez acheter des bases en caoutchouc souple instables, qui nous aident à contrer le déséquilibre du corps et à maintenir une posture correcte.

Entraînement des abdominaux, des cuisses et des fesses avec travail d'équilibre

Travailler sur l'équilibre renforce considérablement les abdominaux, aussi cet exercice est utile pour travailler en même temps, et de manière complète, tous les muscles restants du corps.

Pour cet exercise vous pouvez utiliser un oreiller simple pour dormir, et vous pouvez l'utiliser pour tonifier à la fois les abdominaux, les fesses et les jambes.

Pour les abdominaux, asseyez-vous sur un oreiller et détachez vos jambes et vos pieds du sol et restez en équilibre, restez immobile avec vos bras ouverts en tirant les muscles abdominaux et maintenez la position aussi longtemps que vous le pouvez. Répétez l'exercice plusieurs fois.

Pour tonifier vos jambes, asseyez-vous sur une chaise avec vos pieds bien posés sur le sol et mettez l'oreiller entre vos jambes à hauteur de genou, commencez maintenant à exercer une pression en serrant vos jambes de manière à comprimer l'oreiller. Effectuez 10 répétitions de 5 secondes 3 fois.

Pour tonifier vos fesses allongées sur un tapis de fitness, placez l'oreiller entre les jambes que vous avez précédemment pliées et soulevez les fesses du sol tout en serrant l'oreiller entre vos jambes. Effectuez 10 répétitions de 5 secondes 3 fois.

Exercices pour l'intérieur de la cuisse

Il s'agit d'un entraînement spécifique pour l'intérieur de la cuisse. Pour vous assurer que l'exercice soit encore plus efficace, vous pouvez utiliser des bracelets de cheville lestés, mais si vous ne les avez pas à la maison, vous pouvez l'effectuer en toute sécurité même sans.

L'intérieur de la cuisse est un point critique pour certains d'entre nous, mais n'ayez crainte, ce sont tous des exercices simples mais en même temps très fonctionnels.

Exercice à effectuer allongé pour l'intérieur de la cuisse

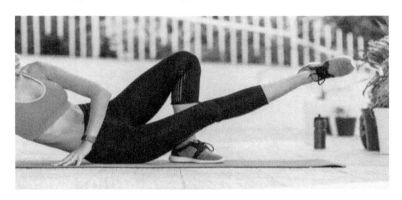

Allongez-vous sur le sol, éventuellement sur un tapis, et positionnez-vous sur le côté droit, avec votre coude droit reposant sur le sol et votre main soutenant votre tête. Pliez votre jambe gauche et reposez votre pied et votre sol derrière votre genou droit.

Soulevez de haut en bas la jambe droite tendue en gardant la pointe du marteau du pied, puis alternez l'exercice de l'autre côté.

Faites l'exercice pendant 15 répetitions et répétez 2 fois pour chaque côté.

Jambes élevées, exercice « ouvres et fermez » pour raffermir l'intérieur de la cuisse

Continuons à raffermir l'intérieur de la cuisse avec cet autre exercice :

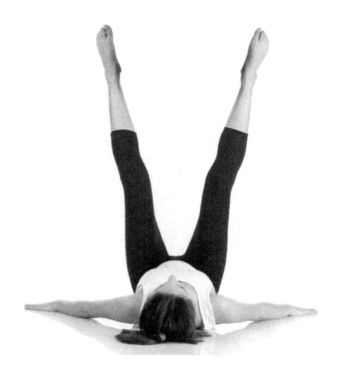

allongez-vous sur le sol avec vos bras sur les côtés et rapprochez vos jambes tendues vers le haut. Ouvrez et fermez vos jambes tout en les gardant tendues. Si vous le pouvez, tenez-vous près d'un mur et déplacez-vous de quelques centimètres du mur avec votre bassin et vos jambes. Répétez les impulsions 10 fois pendant 2 séries.

Entraînement des bras

Voici maintenant des exercices pour les bras qui sont en fait comme les abdominaux et les fesses une partie du corps que nous aimons tous avoir tonifiée, en fait malheureusement elles sont souvent les prèmieres à subir les conséquences d'une prise de poids ou d'une mauvaise activité physique, elles subissent également une perte de tonus considérable avec l'âge. Voyons donc ci-dessous les exercices pour pouvoir présenter un "test de débardeur" parfait.

Entraînement des bras avec chaise

Cet entraînement du haut du corps utilise une chaise. Pour tonifier les bras, en fait, vous n'avez pas toujours besoin de gros poids ou d'outils spéciaux, le poids de notre corps est plus que suffisant.

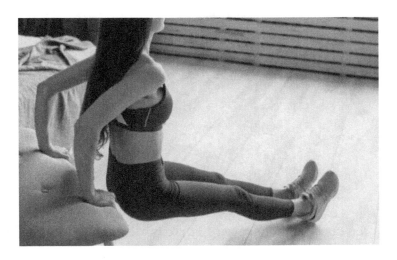

Placez vos paumes sur le bord de la chaise et placez vos jambes devant vous avec vos pieds bien posés sur le sol.

Pliez les bras et allez avec votre bassin au sol aussi longtemps que vous le pouvez, en faisant attention à ne pas cambrer votre dos qui doit rester le plus droit possible, puis remontez en faisant pression sur vos bras. Répétez l'exercice pendant 10 virages pendant 2 séries.

Entraînement des bras avec des poids

Voici un autre exercice très simple pour raffermir les bras, qui peut être effectué avec de petits poids que vous pouvez trouver très facilement dans les magasins de sport ou, en l'absence de ceux-ci, même des simples bouteilles d'eau pleines feront l'affaire.

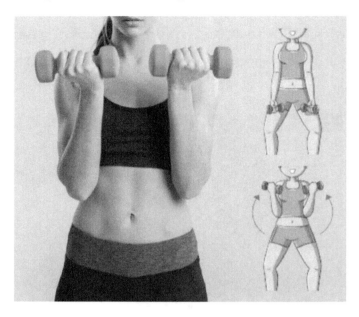

Commencez debout, avec les jambes écartées à la hauteur du bassin et les genoux légèrement fléchis.

Prenez des poids ou des bouteilles d'eau avec une prise ferme et gardez vos bras tendus. De cette position, pliez-les vers la poitrine en gardant vos coudes stables, puis étirez-les à nouveau.

Tout en effectuant l'exercice, efforcez-vous de garder le dos droit et vos abdominaux contractés pour protéger le bas de votre dos. Inspirez et expirez régulièrement et ne retenez pas votre souffle et effectuez les mouvements lentement. Faites 3 séries de 10 répétitions.

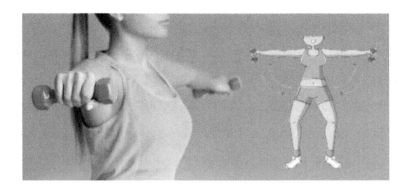

Ensuite, effectuez le même exercice en écartant les bras vers l'extérieur, debout, toujours avec les jambes légèrement écartées et fléchies, attrapez les poids dans votre main, ouvrez et fermez vos bras jusqu'à la hauteur des épaules, effectuez 3 séries de 10 répétitions.

Comme vous pouvez le voir, il existe de nombreuses façons d'intégrer votre nouveau régime alimentaire cétogène afin de donner un regain d'énergie à votre métabolisme, et certainement un excellent moyen est de le faire en restant actif et en mouvement, avec des exercices simples mais fonctionnels comme ceux que je viens de décrire et que vous pouvez faire en un peu plus de 20 minutes à la maison, sans nécessairement avoir à s'inscrire au gymnase ou à dépenser de l'argent pour du matériel coûteux.

Ci-dessus, j'ai décrit des exercices de fitness très faciles à effectuer, puis avec le temps à votre discrétion, vous pouvez intensifier le nombre de séries, afin de vous assurer que votre métabolisme est activé et fonctionne de plus en plus intensément.

Vous pouvez également varier le type d'entraînement en allant parfois courir en plein air, ou en utilisant parfois, si vous les avez déjà à la maison, le vélo d'appartement ou le tapis roulant, ou simplement marcher à un rythme rapide à l'extérieur, afin que votre métabolisme soit poussé à différents types d'entraînements, et à s'adapter à des situations diverses et multiples allant éviter une routine monotone. Pour cette raison, vous pouvez également changer les heures dans lesquelles vous les pratiquez, afin que le corps ne s'habitue pas toujours aux mêmes rythmes. Ces exercices physiques simples serviront d'abord à vous faire sentir plus dynamique et en forme, puis, en synergie avec le nouveau plan alimentaire que vous adopterez en pratiquant le régime cétogène, ils compléteront votre objectif de vous remettre en forme rapidement, ce qui en fera une réalité concrète et tangible en peu de temps.

CHAPITRE 9
QUESTIONS FREQUENTES SUR LE REGIME CETOGENE

Le régime cétogène suscite souvent de nombreuses interrogations et curiosités chez ceux qui souhaitent l'entreprendre. Dans cette section, je vais essayer de répondre aux questions les plus fréquemment posées concernant le régime cétogène et son processus d'adaptation.

Quelles sont les sensations dans la première phase de ce régime ?

Dans la phase initiale du régime cétogène, certaines personnes peuvent éprouver un certain nombre de sensations et de symptômes, communément appelés « grippe kéto » ou « grippe glucidique ». Ces symptômes peuvent inclure fatigue, maux de tête, épuisement, étourdissements et agitation. Certaines personnes peuvent également éprouver de légères nausées ou des crampes musculaires.

Ces symptômes sont le résultat de l'adaptation du corps à la nouvelle source d'énergie (cétone) après la réduction drastique des glucides. Cependant, il est important de souligner que toutes les personnes ne présentent pas ces symptômes et, si elles le font, ils disparaissent généralement en quelques jours ou, plus rarement, que quelques semaines.

Combien de temps faut-il pour s'adapter au régime cétogène?

Le processus d'adaptation au régime cétogène, également connu sous le nom de « cétose », peut varier d'une personne à l'autre. En règle générale, le corps a besoin de quelques jours pour épuiser les réserves de glycogène et commencer à produire des cétones pour l'énergie. Cette période peut durer de 2 à 7 jours.

Au cours de cette phase, certaines personnes peuvent ressentir les effets de la grippe kéto mentionnés précédemment, mais une fois que le corps s'adapte à la production de cétone, de nombreux symptômes disparaissent et vous vous sentez plus énergique et concentré.

Comment savoir si vous êtes en état de cétose ?

Il existe plusieurs façons de savoir si votre corps est en état de cétose :

- Bandelettes pour la cétose : vous pouvez utiliser des bandelettes de test de cétose (ou ketostix) pour mesurer les niveaux de cétone dans votre urine. Cependant, il est important de noter que cette méthode peut ne pas toujours être précise, car le corps peut devenir plus efficace pour utiliser les cétones et réduire l'excrétion dans l'urine.

- Compteur de cétone dans le sang : pour une mesure plus précise des niveaux de cétone, vous pouvez utiliser un compteur de cétone sanguine. Cet appareil vous fournira une lecture de vos niveaux de cétone dans le sang, ce qui est la méthode la plus fiable pour déterminer si vous êtes en cétose.

- Symptômes : certaines personnes peuvent remarquer certains symptômes qui indiquent l'état de cétose, tels que l'haleine fruitée, la diminution de l'appétit et l'augmentation de l'énergie.

Faut-il limiter les calories ?

Le régime cétogène est principalement basé sur la réduction des glucides et l'augmentation de la consommation de graisses saines. Le comptage des calories est inutile, car le régime cétogène se concentre principalement sur la composition en macronutriments.

Cependant, il est important de souligner que le régime cétogène n'est pas un permis de manger des quantités excessives d'aliments riches en graisses. Il est nécessaire de manger de manière intuitive et saine, d'écouter votre corps pour comprendre quand vous êtes satisfait et de toujours maintenir un équilibre correct de macronutriments.

Quand y a-t-il un risque de sortir de l'état de cétose ?

Le risque de sortir de l'état de cétose dépend principalement de la consommation de glucides. Parce que la cétose se produit lorsque le corps est exempt de glucides ou a un faible apport en glucides, la consommation d'une quantité importante de glucides peut perturber l'état de cétose.

Le seuil de glucides peut varier d'une personne à l'autre, mais en général, dépasser 50 grammes de glucides par jour peut suffire à sortir le corps de la cétose. Il est important de surveiller de près votre consommation de glucides pour maintenir la cétose, en particulier dans les premiers stades du régime cétogène.

Ce régime aide-t-il à perdre du poids et à améliorer le taux de sucre dans le sang ?

Oui, le régime cétogène peut être efficace pour perdre du poids et améliorer le taux de sucre dans le sang. En réduisant considérablement l'apport en glucides et en augmentant la consommation de graisses saines, le corps entre dans un état de cétose, où il brûle les graisses stockées pour obtenir de l'énergie.

La cétose a été associée à une augmentation de la satiété, ce qui peut aider à réduire l'appétit et à limiter l'apport calorique. Ceci, à son tour, peut favoriser la perte de poids.

En outre, le régime cétogène peut avoir des effets bénéfiques sur la sensibilité à l'insuline et la régulation de la glycémie, aidant potentiellement les personnes atteintes de diabète de type 2 ou de résistance à l'insuline à mieux gérer leur glycémie.

Les athlètes peuvent-ils suivre ce régime ?

Le régime cétogène a fait l'objet de débats concernant son adéquation pour les athlètes et les sportifs. De nombreux athlètes suivent un régime riche en glucides pour soutenir une performance de haute intensité et de longue durée.

Cependant, certaines preuves suggèrent que les athlètes peuvent s'adapter au régime cétogène et maintenir une performance optimale, en particulier dans les activités aérobiques d'intensité modérée.

Le régime cétogène peut ne pas être idéal pour les activités anaérobies de haute intensité, telles que le sprint ou l'haltérophilie, car ces types d'exercices nécessitent une plus grande dépendance aux glucides comme source d'énergie immédiate.

Les athlètes qui souhaitent expérimenter le régime cétogène doivent le faire avec soin et sous la direction d'un professionnel de la santé ou d'un nutritionniste expérimenté dans le sport et le régime cétogène.

Quelle est la différence entre le régime Low Carb et le régime cétogène ?

Le régime cétogène et le régime Low Carb partagent la caractéristique de réduire l'apport en glucides, mais il existe des différences clés entre les deux.

Le régime cétogène est extrêmement faible en glucides, limitant généralement l'apport à moins de 50 grammes par jour, en mettant l'accent sur l'augmentation des graisses et des protéines saines.

D'autre part, le régime Low Carb est plus flexible et permet un apport plus élevé en glucides que le régime cétogène. Habituellement, les régimes à faible teneur en glucides peuvent inclure environ 50 à 150 grammes de glucides par jour, en fonction des besoins et des objectifs individuels.

En outre, le régime cétogène vise spécifiquement à induire l'état de cétose, tandis que le régime faible en glucides ne provoque pas nécessairement l'entrée du corps en cétose.

CONCLUSIONS

Dans ces pages, nous avons exploré les nombreux aspects du régime cétogène, découvrant son potentiel révolutionnaire pour notre santé et notre bien-être. Nous avons vu comment la réduction des glucides et l'augmentation des graisses saines peuvent amener notre corps dans un état de cétose, dans lequel nous brûlons les graisses comme principale source d'énergie. Il a été démontré que cet état métabolique offre de nombreux avantages, de la perte de poids à la stabilisation du taux de sucre dans le sang, en passant par l'amélioration de l'endurance physique et même la stimulation des fonctions cérébrales.

Le régime cétogène s'est avéré flexible et adaptable à de nombreux besoins, ce qui en fait un choix idéal pour ceux qui recherchent un changement significatif dans leur mode de vie. Des recettes savoureuses et faciles à préparer, aux conseils sur ce qu'il faut boire et ce qu'il faut inclure dans votre liste de courses, j'ai essayé de vous fournir un guide complet et pratique pour adopter ce régime avec succès.

J'ai examiné en détail les différents aliments et leurs bienfaits, vous permettant de mieux comprendre comment suivre ce régime de manière équilibrée et efficace, car mon but était de vous faire découvrir qu'il est possible de profiter d'une grande variété d'aliments et de maintenir le plaisir de manger, tout en restant fidèle aux principes de l'alimentation.

Nous avons également vu comment l'exercice est un excellent complément au régime cétogène, car il peut accélérer la transition vers la cétose et aider à garder votre métabolisme actif et en forme. Avec le bon équilibre entre la nutrition et l'exercice, vous pouvez maximiser les avantages de ce régime et améliorer votre santé globale.

J'ai également, au cours du livre, essayé de clarifier tous les doutes et de donner des réponses aux questions les plus fréquemment posées sur le régime cétogène, en fournissant des explications détaillées sur la façon d'entrer en cétose, comment la reconnaître et comment la maintenir, dans un long excursus en me concentrant beaucoup sur les aliments de base de l'alimentation, et en explorant les risques potentiels et les nombreux avantages de l'approcher.

J'espère donc, en conclusion, que ce livre vous a fourni toutes les informations dont vous avez besoin pour commencer et maintenir ce régime efficacement. J'ai essayé de vous fournir un guide facile à consulter, complet et détaillé afin que vous puissiez atteindre vos objectifs de santé et de bien-être.

Le régime cétogène peut être un chemin difficile, mais avec de la détermination et du dévouement, je suis sûr que vous obtiendrez les résultats que vous voulez. Rappelez-vous toujours de consulter un médecin ou un nutritionniste avant de commencer tout type de régime, pour vous convenir au mieux et le personnaliser.

J'espère aussi que ce livre pourra être une ressource précieuse pour vous, un guide que vous pourrez toujours garder à vos côtés et présent pendant votre voyage. Que vous cherchiez à perdre du poids, à améliorer votre santé ou à augmenter votre niveau d'énergie, j'espère que les informations sur ces pages vous ont été utiles.

Pour conclure, je veux partager avec vous une citation qui m'a inspiré en écrivant ce livre : « ***Le succès vient quand ce que vous désirez devient une partie inséparable de vous-même.*** » J'espère que cette citation vous rappelle l'importance de toujours garder votre motivation élevée et de poursuivre vos objectifs avec passion et dévouement.

Je vous souhaite le meilleur sur votre chemin vers une vie saine et heureuse, que vous puissiez atteindre tous vos objectifs et que ce régime cétogène vous apporte les résultats que vous souhaitez !

Merci de m'accompagner ensemble dans ce voyage,

Sara Di Pietro

Cher lecteur/lectrice, merci d'avoir acheté un de mes livres, nous, les auteurs, avons besoin de vos commentaires, afin d'améliorer notre travail et d'être récompensés lorsque nous recevons des critiques positives. Pour cette raison, je vous demande, si vous avez apprécié mon travail, **de laisser une critique positive sur la page où vous avez acheté le livre.**

Aussi, je voudrais vous **donner un cadeau,** un pdf avec un journal alimentaire complet de 90 jours, **il vous suffit de le demander,** puis de l'imprimer et de marquer vos progrès fantastiques au fil du temps, envoyez un e-mail à mon secrétariat et il vous sera immédiatement envoyé dans l'e-mail de réponse :

fabriprince80@gmail.com

Vous pouvez également suivre ma page **Instagram** de recettes faciles Light

Ricettefacili.light

Rappelez-vous, **prenez toujours soin de votre corps car c'est le seul endroit où vous devrez vivre pour toujours !**

Merci encore,

Sara Di Pietro

À PROPOS DE L'AUTEUR

Sara Di Pietro est une professionnelle spécialisée dans la nutrition et le bien-être, avec une vaste expérience dans le domaine de la nutrition et de la santé. Après l'obtention de son diplôme, elle a commencé à travailler comme coach en conseil alimentaire pour aider les gens à retrouver leur silhouette et à améliorer leur santé. Grâce à sa passion pour l'écriture et l'approfondissement des sujets liés à la nutrition, elle a décidé de devenir également auteure de livres, en se concentrant avant tout sur les régimes pour le bien-être du corps et de l'esprit. Ses livres sont devenus une source d'inspiration pour de nombreuses personnes qui veulent améliorer leur nutrition et atteindre une santé optimale, faisant de l'auteur une figure de référence dans le monde de la nutrition et du bien-être.

Printed in France by Amazon
Brétigny-sur-Orge, FR